Dr. med. Thomas Wolf

Endlich Schluss mit Schmerzen

Muskelverspannungen
als Schmerzursache und eine
wirksame alternative Therapie

ENNSTHALER VERLAG STEYR

Erklärung
Die in diesem Buch angeführten Vorstellungen, Vorschläge und Therapiemethoden sind nicht als Ersatz für eine professionelle medizinische oder therapeutische Behandlung gedacht. Jede Anwendung der in diesem Buch angeführten Ratschläge geschieht nach alleinigem Gutdünken des Lesers. Autor, Verlag, Berater, Vertreiber, Händler und alle anderen Personen, die mit diesem Buch in Zusammenhang stehen, können weder Haftung noch Verantwortung für eventuelle Folgen übernehmen, die direkt oder indirekt aus den in diesem Buch gegebenen Informationen resultieren oder resultieren sollten.

www.ennsthaler.at

ISBN 978-3-85068-999-1
Dr. med. Thomas Wolf · Endlich Schluss mit Schmerzen
Alle Rechte vorbehalten
Copyright © 2019 by Ennsthaler Verlag, Steyr
Ennsthaler Gesellschaft m.b.H. & Co KG, 4400 Steyr, Austria
Satz und Umschlaggestaltung: Thomas Traxl und Ennsthaler Verlag
Umschlagbilder: © DKart / iStockphoto.com, © Fiedels / AdobeStock.com
Illustration Seite 30: © cosmin4000 / iStockphoto.com
Druck und Bindung: Těšínská Tiskárna, Český Těšín

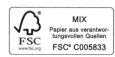

Für Birgit

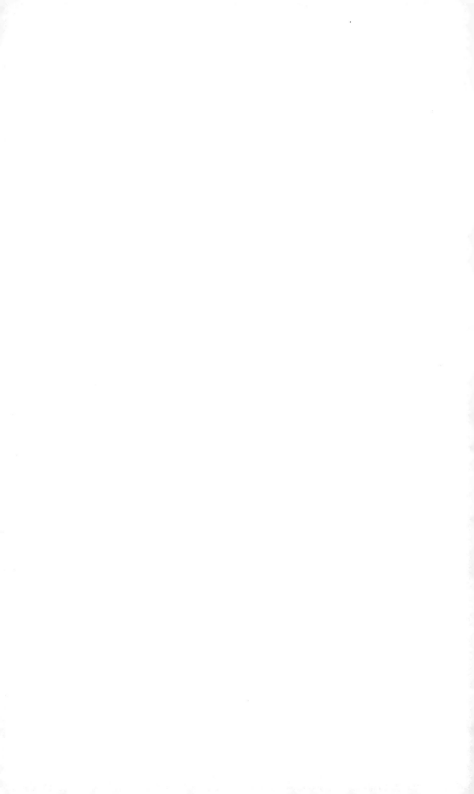

Ich lerne seit der Entwicklung meiner Muskelentspannungsmethode vor 20 Jahren, wie extrem überbewertet die festen Strukturen sind und wie groß die Bedeutung von Muskeln in ganz vielen Bereichen des Körpers in Wirklichkeit ist. Ich lade Sie mit diesem Buch ein, von diesem Wissen zu profitieren.

Dr. Thomas Wolf

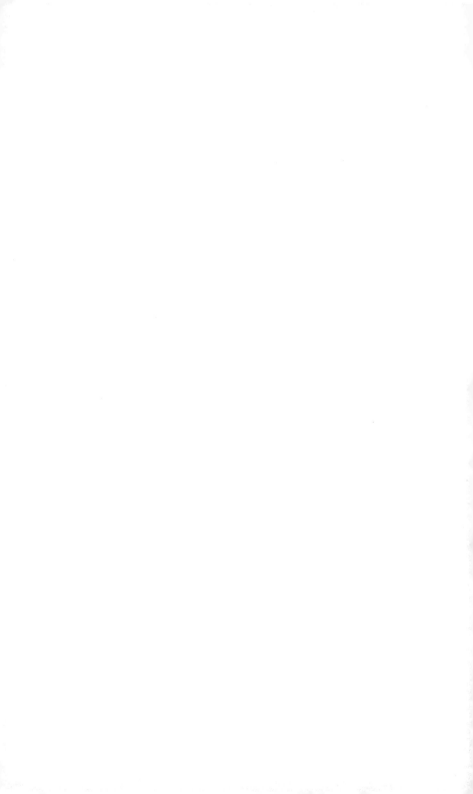

Inhalt

Einladung 10

1. Einleitung 13

2. Meine persönliche Geschichte 25

**3. Muskeltriggerpunkte und Faszien –
Schuld sind immer die Bandscheiben?** 31

   3.1 Allgemeines 32

   3.2 Die Entstehung von Muskeltriggerpunkten
und die Rolle der Faszien 35

   3.3 Auswirkungen von Triggerpunkten 40

   3.4 Charakteristika und Eigendiagnostik 47

   3.5 Fehldiagnosen, Verwechslungen
und das Schmerzgedächtnis 108

   3.6 Therapiemöglichkeiten 113

   3.7 Beschreibung der Behandlungsmethode
»Nadeltriggern« 122

   3.8 Patientenbeispiele und Behandlungserfolge 128

   3.9 Therapeutenempfehlung 152

4. Milieuoptimierung 161

5. Psychosomatik 167

Danksagung 172

Über den Autor 173

Einladung

Liebe Kollegen!

Dieses Buch ist eine Einladung. Es ist in erster Linie für Patienten geschrieben worden, Sie werden dies am Stil unschwer erkennen. Das heißt aber nicht, dass es nicht auch an Sie gerichtet ist.

Ich wünsche mir, dass ich die vielen Kollegen anspreche, die bei allen Vorzügen der EBM (Evidence-based Medicine) ein gewisses Unwohlsein oder eine Unzufriedenheit mit bestimmten Anteilen ihrer Arbeit spüren. Für den hohen persönlichen Einsatz, den Sie bringen, ist der Erfolg in einigen Bereichen nicht wirklich befriedigend, oder?

Wenn Sie Ihre Offenheit bewahrt haben, Neues auszuprobieren, auch wenn die Informationen ganz anders verpackt sind, als Sie es gewohnt sind – es muss ja nicht immer nur ein trockenes Medizinfachbuch sein –, und über die Dinge hinweglesen, die Sie ohnehin wissen: Der Kern meiner Botschaft hat das Potenzial, Ihnen mehr Freude an Ihrer Arbeit zu bringen!

Ich habe angrenzende Themenbereiche nicht detailliert erwähnt, um die Patienten nicht zu langweilen oder zu überfordern. Natürlich weiß ich um den Anteil von orthostatischen Problemen bei Schwindel, um den Einfluss von Atlas, Kiefer- oder Iliosakralgelenk bei den jeweiligen Krankheitsbildern usw.

Mein Anliegen ist aber ein anderes: Warum nicht mit den einfachen Dingen anfangen, wenn sie ohne größeren Aufwand wirklich hohe Erfolgschancen bieten? Für die Fälle, in denen das nicht funktioniert, brauchen wir ohnehin die entsprechenden Fachqualifikationen. Die Fachbücher gibt es ja meistens schon.

Mein Anliegen ist es, den hohen Anteil von einfachen Lösungen im Vorfeld abzudecken – am liebsten mit Ihrer Hilfe.

Das von mir entwickelte Nadeltrigger-Verfahren ist kein Allheilmittel. Mir geht es um die Sensibilisierung für den sehr hohen, einfach zu heilenden muskulären Anteil am Schmerzgeschehen – nicht mehr, aber auch nicht weniger!

1.
Einleitung

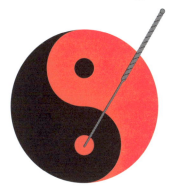

Muskeltriggerpunkte – die übersehene Ursache von Schmerzen und degenerativen Veränderungen. Dieses Buch ist entstanden, weil es einen dringenden Informationsbedarf sowohl bei Patienten als auch bei Therapeuten gibt.

Ein neues Weltbild ist überfällig, um endlich Schmerzen wirkungsvoll heilen zu können. Kopfschmerz, Migräne, Restless Legs und überhaupt vermeintlich neurologische Symptome, wie Taubheit, Kribbeln, Missempfindungen. Ich lade Sie ein, ein bisschen Wissensballast abzuwerfen, querzudenken und Ihren Körper zu beobachten.

Sie kommen mithilfe dieses Buches wahrscheinlich zu ganz neuen Erkenntnissen, was Ihre Gesundheit betrifft. Zum Beispiel, dass die Ursache von Schmerzen und den oben genannten Symptomen meist nicht an dem Ort liegt, wo Sie den Schmerz empfinden.

Wenn Sie Schmerzen, wie die Werbung es vorschlägt, lieber mit Medikamenten »wegsprudeln« oder sich operieren lassen wollen, legen Sie dieses Buch einfach wieder weg oder verschenken Sie es. Beides wird Ihnen aber nach der Lektüre vermutlich nicht mehr in den Sinn kommen.

Schmerzen (und natürlich auch andere Symptome) sind ein Thema von überragender Bedeutung. Allein die Existenz von Spezialisten in sogenannten Schmerzambulanzen oder -zentren ist ein deutliches Zeichen dafür, wie schwer es oft ist, bei diesem Problem Hilfe zu bringen.

Ich möchte Sie nicht mit Statistiken langweilen, die die Häufigkeit von Schmerzen belegen – dies erfahren Sie ohnehin laufend im täglichen Leben. Mir ist viel wichtiger, dass Sie erfahren, dass ein Großteil der Schmerzen einfach und dauerhaft beseitigt werden kann, weil laut Studien bis zu 85 Prozent der Schmerzen am

Bewegungsapparat von Muskeln (inklusive Faszien) und eben nicht von Bandscheiben, Arthrose usw. herrühren. Die mangelnde Anerkennung dieser Tatsache führt meines Erachtens zu einem der ineffizientesten Bereiche in der Medizin.

Obwohl Schmerzen statistisch eine unglaublich große Bedeutung haben und unendlich vielen Menschen die Freude am Leben nehmen, ist dieser Bereich relativ wenig erforscht. Zum Beispiel gibt es zu Herz-Kreislauf-Erkrankungen viel mehr Forschung und entsprechend therapeutisch verwertbare Erkenntnisse. Hightech-Medizin mit fantastischen Operationstechniken und zum Teil wirklich ursächlich wirksame Medikamente sind in vielen Bereichen der Medizin verfügbar.

Schmerzen hingegen werden in der Regel nicht ursächlich behandelt. Entweder werden sie mit Schmerzmitteln überdeckt oder, falls dies nicht wirkungsvoll bzw. wegen der Nebenwirkungen nicht tolerabel ist, durch Operationen behandelt. Dabei geht es in der Regel nicht um die auslösende Struktur – die Muskeln –, sondern um andere Strukturen wie Bandscheiben, Gelenke usw.

Ich möchte mit diesem Buch erreichen, dass Patienten selbst dafür sorgen können, endlich effiziente Hilfe zu erhalten. Durch ihr Wissen können sie den Fokus in der Schmerzbehandlung mehr auf jene Ursache richten, die statistisch gesehen mit Abstand die häufigste ist: die Muskeln, und hier vor allem die sogenannten Triggerpunkte. Diese sind, einfach ausgedrückt, dauerhaft verkrampfte, verhärtete Stellen in Muskeln, die für sehr viele Beschwerdebilder am Ort, aber auch in weiter entfernten Körperregionen verantwortlich sind. Nicht zu verwechseln mit dem Krampf eines ganzen Muskels, wie zum Beispiel dem Wadenkrampf. Sind Triggerpunkte aktiv und senden Schmerzen aus, spricht man auch vom »myofaszialen Schmerzsyndrom«.

Ich möchte in diesem Buch ein von mir weiterentwickeltes Verfahren vorstellen, das imstande ist, ohne nennenswerte Risiken und Nebenwirkungen die absolute Mehrheit der von Muskeln verursachten Symptome dauerhaft zu beseitigen. Es unterscheidet sich von den meisten Therapieverfahren insbesondere durch seine Einfachheit: einfach zu verstehen und schnell und einfach zu erlernen, speziell für diejenigen, die bereits mit Akupunkturnadeln arbeiten.

An dieser Stelle ist es mir besonders wichtig, die Therapeuten unter den Lesern um etwas zu bitten: Bei Therapeuten aus unterschiedlichsten Bereichen fällt mir immer wieder auf, dass sehr viele komplizierte Denkmodelle die Sicht auf einfache Lösungen versperren. Bitte, liebe Kollegen, vergesst während dieser Lektüre einmal alles Komplizierte.

Es ist wirklich oft so einfach: Muskeln als Ursache ins Kalkül ziehen, schmerzhafte Triggerpunkte suchen, auflösen – fertig! Eines der meistgehörten Zitate meiner Patienten werden auch Sie dann oft zu hören bekommen: »… und das soll alles gewesen sein?«

Die Tatsache, dass Muskeln als Schmerzauslöser so wenig Beachtung finden, ist für mich bis heute schwer erklärlich. Ich möchte Ihnen exemplarisch mit zwei Zitaten belegen, dass sehr wohl bekannt ist, wie hoch der Anteil von Muskeln als Auslöser von Schmerzen ist und wie wenig Bedeutung dies trotzdem in der praktischen Vorgehensweise hat.

So schreibt zum Beispiel Professor Martin Friedrich in der Österreichischen Ärztezeitung vom April 2012: »Ein Großteil der degenerativen Veränderungen, die Pathomorphologie, korreliert nicht mit den Beschwerden.« Studien sowie die praktische Erfahrung zeigen eindeutig, dass nicht die Menschen mit den »schlechten« Wirbelsäulen oder Gelenken die meisten Schmerzen haben, sondern jene mit Muskelproblemen. Dies kann man auch daran ablesen, dass etwa die statistische Häufung von Rückenschmerzen in den mittleren Lebensjahren liegt, die Wirbelsäulen der Menschen im Alter aber sicher nicht besser werden.

So schreibt etwa die Österreichische Ärztegesellschaft für Manuelle Medizin und konservative Orthopädie (1130 Wien, Riedelgasse 5) in ihrem Einladungsschreiben vom April 2013 für ihre nächsten Ausbildungskurse:»Sehr geehrte Kollegen, in Ihrer beruflichen Tätigkeit werden Sie häufig mit Patienten konfrontiert werden, die an schmerzhaften Beschwerden des Stütz- und Bewegungsapparats leiden. Morphologische Veränderungen als Ursache der Krankheiten und Fälle, die röntgenologisch fassbar sind, werden in Kliniken, Spitälern und Krankenhäusern behandelt. Doch bei etwa 85 Prozent (!) aller Wirbelsäulenstörungen können die Beschwerden durch diverse Objektivierungsverfahren nicht erklärt werden. Hier muss die klinische Untersuchung als Voraussetzung für konservativ-orthopädische Behandlungsformen eingesetzt werden.«

Anders ausgedrückt heißt das für mich: Ein Großteil aller Beschwerden am Bewegungsapparat muss von anderen Strukturen stammen als von denen, die man mit bildgebenden Verfahren wie CT, MRT oder Röntgen diagnostizieren kann.

Aber was bleibt dann als Ursache noch übrig? Eigentlich ganz einfach: natürlich die Muskeln. Merkwürdigerweise finden diese in der Medizin erschreckend wenig Beachtung. Und das, obwohl es logisch ist, dass sie im Mittelpunkt stehen müssten. Denn wohin geht die Dynamik unseres Lebens?

Dynamik hat ganz offensichtlich mit Bewegung zu tun. Und welcher Körperteil sorgt für Bewegung? Wenn ich mich anstrenge bei Arbeit oder Sport, wenn ich Emotionen wie Angst oder Wut verspüre, sind doch die Muskeln jene Teile des Körpers, die direkt darauf ansprechen. Muskeln sind die Stellen in unserem Körper, in denen sich unsere Emotionen ausdrücken! Und welche Rolle die Emotionen im Leben spielen, ist Ihnen sicher bewusst!

Wenn ich ein Trauma erleide, beispielsweise eine Bänderzerrung oder einen Knochenbruch, liegt es doch klar auf der Hand, dass Muskeln Teil dieses Traumas sind, weil sie dabei geprellt oder gezerrt werden.

Die Muskeln sind seit mehr als zwanzig Jahren einer meiner Tätigkeitsschwerpunkte, und ich bin zur Überzeugung gekommen, dass sie an extrem vielen Beschwerdebildern beteiligt sind. Viele Menschen haben unnötigerweise lange und schwere Leidensgeschichten zu erdulden – nur weil die Muskeln als Ursache der Problematik überhaupt nicht ins Kalkül gezogen werden. Und das, obwohl die über 600 Muskeln im Körper mehr als 40 Prozent des Körpergewichts ausmachen.

Dieses Buch soll Abhilfe schaffen und Hilfe zur Selbsthilfe bieten. Ich bin sicher, dass sehr viele Leser Heilung erfahren werden, wenn sie anfangen, Muskeln als mögliche Verursacher von Beschwerdebildern (wer denkt schon bei Schwindel, Restless Legs usw. an Muskeln) miteinzubeziehen.

Auch in einem extrem wichtigen zweiten Bereich kann das Wissen um die muskuläre Ursache Ihr Weltbild verändern: Degenerative Veränderungen wie Arthrose, Knorpeldefekte usw. sind nicht einfach nur typisch altersbedingt (und durch künstliche Gelenke zu »reparieren«), sondern mehrheitlich bedingt durch schlechte Versorgung. Dauerhafter Druck auf die Gelenke durch zu kurze Muskeln ist die Hauptursache von degenerativem Verschleiß.

Nach der Entspannung dieser Muskeln können Sehnen sich regenerieren, Knorpel wieder wachsen, ein Riss im Meniskus kann wieder heilen usw. Das bedeutet: Die meisten Gelenkersatz-Operationen sind nicht nötig, wenn man nach Beseitigung der Ursache dem Körper die Zeit gibt, diese Strukturen wieder zu heilen.

Über den »Muskelkater« hinaus endet das Wissen über Muskeln meist schon bei der Tatsache, dass man vielleicht mal über Myogelosen (Muskelverhärtungen, Hartspann) gehört hat. Die wirkliche Bedeutung von Muskeln als Schmerzauslöser ist leider auch vielen meiner Ärztekollegen nicht bewusst. Das hängt vermutlich damit zusammen, dass Muskeln schon während des Medizinstudiums keine angemessene Bedeutung erfahren.

Dies ist umso erstaunlicher, als das Wissen um die Bedeutung von Muskeln durch die Forschungen der beiden amerikanischen Ärzte Janet Travell und David Simons bereits seit vielen Jahrzehnten vorhanden ist. Ihr für jeden Therapeuten sehr empfehlenswertes Fachbuch »Handbuch der Muskel-Triggerpunkte« gilt als Standardwerk. Es enthält jede Menge Informationen über die Ursachen, Auswirkungen und mögliche Therapieformen von Triggerpunkten.

Das »Nadeltriggern«, die von mir in den vergangenen 19 Jahren weiterentwickelte Methode des »Dry Needling« (trockenes Nadeln, eine Muskelentspannungstechnik mit Akupunkturnadeln), ist nach meiner Überzeugung die zurzeit einfachste und gleichzeitig wirksamste Therapieform, um Muskeltriggerpunkte aufzulösen.

Ich habe ganz bewusst ein reines Erfahrungsbuch und kein weiteres Medizinfachbuch zu diesem Thema geschrieben. Das heißt, das Nachschlagen von medizinischen Fachbegriffen wird Ihnen erspart bleiben. Den »wissenschaftlichen« Nachweis der Richtigkeit meiner Erfahrungen durch entsprechende Studien bleibe ich zu diesem Zeitpunkt schuldig. In Zeiten der »Evidence-based Medicine« wahrscheinlich ein Problem für viele Kollegen. Meine Bitte: Probieren Sie es trotzdem, lassen Sie sich auf meine Methode ein!

Ich wünsche mir, dass immer mehr Patienten und Therapeuten ein Verständnis für die Bedeutung von Muskeln bekommen und dadurch Heilung von vielen Beschwerden möglich wird. Das »Nadeltriggern« bietet die Möglichkeit, ohne nennenswerte Risiken und Nebenwirkungen dauerhafte Heilung von Muskelproblemen zu erlangen!

Existenziell wichtig ist aber allein schon das Wissen um die Zusammenhänge, die muskuläre Ursache und insbesondere die Fernwirkungen von Triggerpunkten wird die Erfolgsquote von anderen Therapieformen drastisch verbessern.

Auf den folgenden Seiten werden Sie alles über die Entstehungsursachen und deren Vermeidung, über Charakteristika und Auswirkungen von Muskeltriggerpunkten erfahren. Im Kapitel »Eigendiagnostik« können Sie anhand von Beispielbildern und Zusatzinformationen mögliche Muskeltriggerpunkte bei sich selbst orten.

Die Unkenntnis über die Bedeutung von Muskeln und der Einsatz falscher Diagnoseverfahren führt zu einer Vielfalt von Fehldiagnosen bei den entsprechenden Beschwerdebildern. Leider gibt es auch keinen Laborwert, der bei der Diagnose helfen könnte. Das Kapitel »Fehldiagnosen und Verwechslungen« ist mir deshalb besonders wichtig. Ich möchte keinesfalls behaupten, dass alle dort genannten Diagnosen Fehldiagnosen sind. In der zum Glück nicht übermäßigen Anzahl der Fälle, in denen Operationen wirklich nötig sind, bin ich selbstverständlich dankbar für das Können meiner Kollegen.

Ich bitte Sie, liebe Leser, jedoch ausdrücklich, Diagnosen infrage zu stellen, besonders wenn die Therapieansätze bislang nicht zum Erfolg geführt haben. So glauben etwa die meisten Patienten mit Rückenbeschwerden, nachdem sie zur Untersuchung in der »Röhre« waren, an einen Bandscheibenvorfall als Ursache. Nach der Auflösung der Triggerpunkte ist meist der Schmerz weg, die Bandscheibe aber immer noch so »schlecht« wie zuvor.

Ganz allgemein lässt sich feststellen, dass durch die Fixierung der Schulmedizin auf die »festen Strukturen« in den meisten Fällen eine Verwechslung von Ursache und Wirkung stattgefunden hat.

Eine kritische Bewertung der bis heute üblichen Therapieversuche kann ich Ihnen leider auch nicht ersparen, da die allermeisten sich nicht auf die Ursache beziehen und daher nicht zu einer dauerhaften Heilung bzw. Auflösung von Muskeltriggerpunkten führen. In der Regel ist bestenfalls eine vorübergehende Linderung, manchmal aber sogar eine Verschlechterung das Resultat. Die unnötigen Kosten für den Patienten und die Gesellschaft sollen hier gar nicht weiter erörtert werden.

Die ausführliche Beschreibung meiner Behandlungsmethode soll Ihnen zeigen, wie einfach es sein kann, dauerhafte Beschwerdefreiheit zu erreichen. Ich wünsche mir, dass dies auch für viele Kollegen einen Anreiz schafft, Erfahrungen mit meiner Methode zu sammeln.

Anhand zahlreicher Patientenbeispiele werde ich aufzeigen, dass es sich lohnt, auch bei Beschwerdebildern, die man normalerweise nicht mit Muskeln in Verbindung bringt, diese als mögliche Ursache mit ins Kalkül zu ziehen. Sie werden es selbst erkennen: Harte Muskeln verursachen einen Energiestau in der entsprechenden Körperregion, komprimieren Strukturen wie Blutgefäße und Nerven, verformen auf Dauer die festen Strukturen. Und sie sind, wie gesagt, eine der Hauptursachen von degenerativen Veränderungen.

Durch das Beseitigen der muskulären Ursache können – nach meiner fast zwanzigjährigen Erfahrung – sehr viele Patienten ohne Risiken und Nebenwirkungen dauerhaft von ihren Symptomen geheilt werden.

Diese Behauptung ist keine Marketingmaßnahme, um die Auflage meines Buches zu erhöhen, sondern sie resultiert ganz einfach aus dem Wissen um die Bedeutung der Muskeln.

Ich hoffe von Herzen, dass die Muskeln im Schmerzgeschehen größere Beachtung finden und damit weiteren Menschen unnötige Leidensgeschichten erspart werden können.

Abschließend noch ein Aspekt, der mir wichtig ist. Als rein alternativmedizinisch tätiger Arzt bin ich gleichzeitig auch konsequenter Psychosomatiker. Ich möchte daher bei aller Begeisterung für die Nadeltrigger-Methode noch einige Gedanken zu diesem speziellen Aspekt hinzufügen.

Ich bin der Überzeugung, dass nichts im Körper zufällig passiert, und möchte Sie deshalb einladen, sich über das Beseitigen der Triggerpunkte hinaus – die reine Symptomarbeit – mit der Frage zu beschäftigen: »Was wollen mir meine Muskeln damit sagen?« Neben Herzrhythmus und Atmung sind Muskeln der Ort im Körper, wo sich Emotionen am deutlichsten widerspiegeln. Angst, Wut und Trauer haben nachweislich einen sehr deutlichen Einfluss auf die Muskelspannung (Muskeltonus).

Normalerweise sucht die Medizin einen Auslöser: Sie haben zu schwer gehoben oder zu lange am Computer gesessen. Aber wie viele Menschen tun dies oder wie oft haben Sie es schon getan, ohne dabei Muskeln zu verspannen? Für mich gibt es hinter dem formalen Auslöser in der Regel auch noch eine Ursache.

Wenn sich Ihr Muskel diesmal verkrampft und ein Symptom produziert hat, so ist das kein Zufall, sondern hat auf dem Boden einer tieferen Ursache stattgefunden. Wenn zum Beispiel Angst oder Wut Ihren Muskeltonus bereits vorher stark erhöht haben, ist der Weg bis zur Bildung eines Triggerpunkts nicht mehr sehr weit.

Der Zeitpunkt der Entstehung und der Ort der Muskelverhärtungen können Ihnen, wenn Sie dieser Betrachtungsweise folgen mögen, auch Hinweise auf den psychosomatischen Hintergrund liefern.

Einen kleinen Einblick in die typischen Themen bestimmter Körperregionen werde ich im Kapitel »Psychosomatik« geben. Ich glaube, dass emotionale Ursachen deutlich häufiger sind als rein mechanische.

Sollte sich dieser Zugang für Sie richtig anfühlen, können Sie sich über die empfohlene Literatur tiefer in den psychosomatischen, unbewussten Hintergrund hineinarbeiten. Aufgrund meiner Erfahrungen kann ich dies nur empfehlen.

2.
Meine persönliche Geschichte

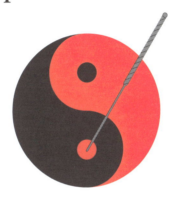

In diesem Kapitel möchte ich kurz beschreiben, wie es zur Entwicklung der Methode »Nadeltriggern« gekommen ist.

Während meiner Jugendzeit war ich relativ häufig bei meinem Onkel Franz, der meines Erachtens ein sehr guter Allgemeinmediziner und Praktiker war. Schon damals hatte ich ein Faible für praktische Dinge, zum Beispiel, was er mit dem Abtasten und Abhören der Patienten alles diagnostisch klären konnte.

Für mich ist alles Geniale einfach. Die Tendenz, sich immer mehr auf das Labor und Apparate zu verlassen und immer aufwendigere Therapien mit immer mehr Medikamenten durchzuführen, habe ich schon während meines Medizinstudiums an der Universität Göttingen – und auch bei meiner darauffolgenden Tätigkeit in zwei Landarztpraxen – als eine zweischneidige Angelegenheit empfunden.

Einerseits faszinierten mich die neuen Möglichkeiten und Erfolge. Andererseits irritierte mich, dass der immer größere Aufwand letztendlich nicht immer zugleich zu mehr Gesundheit führte. Auch die Tatsache, dass bei den häufigen Schmerzgeschehen am Bewegungsapparat zum Überdecken der Schmerzen mit Schmerzmitteln oder Operationen keine befriedigenden neuen Lösungen dazugekommen sind, kann nicht gerade als »medizinischer Fortschritt« bezeichnet werden, mit dem so häufig die Kostensteigerungen begründet werden.

Einige Jahre später hörte ich über einen Bekannten von einem fantastischen, pragmatischen Physiotherapeuten und Akupunkturausbilder mit Heilerqualitäten, Dimitrios Panayotidis aus Düsseldorf, Prof. h. c. der Universität Peking. Ich absolvierte bei ihm eine Akupunkturausbildung, die mich bis heute prägt. Meine ersten Erfahrungen mit Nadeln sowie die Begeisterung für die Heilmöglichkeiten der Akupunktur stammen aus dieser Zeit.

Da Prof. Panayotidis in Deutschland »nur« Physiotherapeut war, wurde die komplette Vollausbildung, die ich bei ihm absolviert hatte, bei den Kassen nicht anerkannt. Ich musste sie bei einer Ärztegesellschaft für Akupunktur noch einmal machen.

Was mich am Anfang sehr verärgerte, hat sich letztendlich als absoluter Glücksfall erwiesen. Gegen Ende der zweiten Ausbildung gab es die Möglichkeit, unter den Wahlfächern Schwerpunkte zu setzen. Die Wahl, die ich dort traf, hatte drastische Konsequenzen für mein späteres Berufsleben. Davon hatte ich zu diesem Zeitpunkt allerdings noch nicht die geringste Vorstellung.

Mein Eindruck, dass sehr viele Menschen Kopfschmerzen durch Nackenverspannungen haben, ließ mich den Kurs »Dry Needling« (trockenes Nadeln) auswählen. Ich hoffte, mit dieser Methode helfen zu können. Bei diesem Kurs erfuhr ich so einiges über Muskeln und bekam eine Ahnung davon, dass Muskelverhärtungen, sogenannte Triggerpunkte, viele Leiden verursachen. Zudem erlernte ich eine Technik, diese Triggerpunkte zu lokalisieren und mit einer sterilen Akupunkturnadel aufzulösen, also die verkrampften Stellen wieder endgültig zu entspannen. Eine Vorstellung davon, dass mehr als drei Viertel aller Schmerzgeschehen im Körper durch Muskeln verursacht werden, hatte ich damals noch nicht.

An dieser Technik gefiel mir, dass ich – beispielsweise im Gegensatz zur Neuraltherapie – kein Medikament injizieren musste. Das Risiko, eine Entzündung oder eine Empfindlichkeitsreaktion auf ein Medikament beim Patienten auszulösen, war damit ausgeschlossen.

Für mich ist, wie gesagt, alles Geniale einfach, und ich genieße es bis heute, sowohl bei der Akupunktur als auch beim »Nadeltriggern« mit Verfahren zu arbeiten, die quasi keine Risiken und Nebenwirkungen haben und doch so gut wirken.

Akupunktur und Nadeltriggern ergänzen sich im Übrigen ideal: Bei allen Symptomen, bei denen die Verbesserung beziehungsweise der Ausgleich des Energieflusses Heilung bringen, setze ich die Akupunktur ein (bei Entzündungen, Allergien und sehr vielen anderen Krankheiten).

Sind hingegen Muskeln die Auslöser des Symptoms, ist es wirksamer, direkt die auslösenden Triggerpunkte zu entspannen. Dies ist zugleich eine einfache und schnelle Methode. Die Akupunktur ist allerdings auch hier bei der Ausheilung eine gute Ergänzung.

Ich habe also das gefunden, wonach ich mich gesehnt hatte, und die Erfolge bei der Beseitigung der meisten Arten von Kopfschmerzen durch die Auflösung von Triggerpunkten schufen die Motivation, mich noch weiter mit Muskeln und deren Wirkungen zu beschäftigen.

Ich fand heraus, dass Muskeln bei sehr vielen weiteren Symptomen die häufigste Ursache sind: Kopfschmerzen werden nach meiner Erfahrung ganz überwiegend und Schwindel meistens durch eine verhärtete Nackenmuskulatur ausgelöst, ein sogenannter Fersensporn durch einen Knoten in der Wadenmuskulatur, und auch Rückenschmerzen werden von verspannter Muskulatur und eben nicht von irgendwelchen Bandscheibenschäden verursacht usw.

Relativ schnell fiel mir auf, dass es beim Auflösen der Muskeltriggerpunkte an manchen Stellen eine eigentümliche, charakteristische Rückmeldung gab und an anderen nicht. Ich nutzte diese Beobachtung, um die erlernte Technik zu verfeinern. Inzwischen habe ich eine viel bessere Erfolgsquote erreicht als mit der anfänglich erlernten Methode. Ich suche sozusagen in der Tiefe des Muskels mit bestimmten Nadeln diese charakteristische Rückmeldung – das charakteristische Gefühl, das ein Triggerpunkt mir gibt. Dafür sind die verschiedenen Nadeltypen sehr unterschiedlich geeignet, und ich habe einige Nadeln ausprobieren müssen, bis ich die geeignetsten gefunden habe.

Da ich selbst auch zu den Menschen gehöre, bei denen sich Anspannung durch Stress und besonders auch durch unbewusste psychosomatische Themen in den Muskeln ausdrückt, hatte ich an diversen Stellen im Körper jahrelang immer wieder mit Beschwerden zu tun. Die tagelangen Kopfschmerzen und die wiederkehrenden Schmerzen unter dem Rippenbogen oder außen an den Oberschenkeln konnte ich, wie die meisten Menschen, bis dahin aber nicht den Muskeln zuordnen.

Ich ließ also zum Beispiel ein EEG erstellen, um ein Gehirnproblem auszuschließen. Ich ließ mit Ultraschall nach Gallensteinen suchen, und auch meine Hüftgelenke hatte ich schon im Verdacht. Bei diesen und anderen Symptomen kam ich aber mit der üblichen Sichtweise beziehungsweise Diagnostik nicht weiter. Den Durchbruch brachte mir erst das Wissen um die wirkliche Ursache – die Muskeln – und die Möglichkeit, sie durch meine Methode zu entspannen.

Dadurch, dass ich in meiner eigenen Privatpraxis die Schwerpunkte meiner Arbeit selbst frei wählen kann, ist es möglich, mehr Zeit für den einzelnen Patienten aufzubringen. Je tiefer ich mich in die Denkweise der psychosomatischen Medizin einarbeitete und je länger ich praktische Erfahrungen mit Patienten machte, desto fester wurde meine Überzeugung, dass kaum ein Symptom am Körper zufällig entsteht.

Neben der Entspannung der Muskeln durch das »Nadeltriggern« ist die Suche nach der »Botschaft«, die in der Muskelverspannung steckt, immer eine weitere Möglichkeit, bei den Patienten auch auf einer anderen Ebene für dauerhafte Heilung zu sorgen.

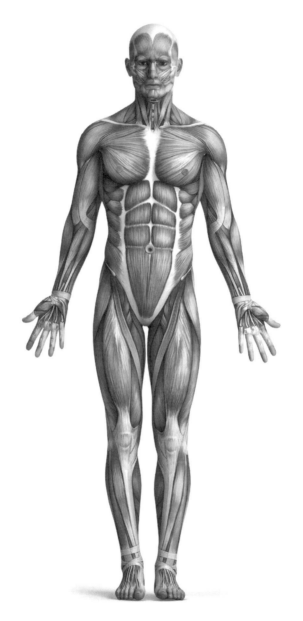

Der Mensch besitzt mehr als 600 Muskeln, sie machen rund vierzig Prozent der Gesamtkörpermasse aus.

3. Muskeltriggerpunkte und Faszien

Schuld sind immer die Bandscheiben?

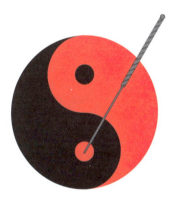

3.1 Allgemeines

Lieber Leser – es mag Ihnen wie eine Übertreibung vorkommen, wenn ich behaupte, dass die Lektüre dieses Kapitels Ihr Leben verändern kann. Nach zwanzig Jahren Arbeit mit sogenannten Muskeltriggerpunkten bin ich mir aber sicher, dass es keine ist.

Die Missachtung der Bedeutung von Muskeln für viele Krankheitsgeschehen im Körper ist für mich schwer nachzuvollziehen. Unendlich viele Menschen leiden unnötig lange an den Folgen von Muskelproblemen, die zum Beispiel mit der von mir beschriebenen Methode sehr häufig – ohne Risiken und Nebenwirkungen, ganz einfach und meistens endgültig – zu beheben wären. Wie kommt es, dass die über 600 Muskeln in unserem Körper nur so wenig Beachtung finden?

Einerseits ist es doch nur logisch, dass die Dynamik unseres Lebens mit Muskeln zu tun hat. Welcher Teil unseres Körpers spricht an, wenn man Emotionen wie Angst oder Wut fühlt, welcher Teil des Körpers hat Überlastung bei Arbeit und Sport zu verarbeiten? Die Dynamik unseres Lebens, was wir bewegen und was uns bewegt, geht in die Muskeln! Und dass Traumen wie Knochenbrüche oder Bänderverletzungen ohne Muskelbeteiligung stattfinden, ist ziemlich unwahrscheinlich.

Andererseits gibt es genug Studien, die belegen, dass die Korrelation zwischen dem subjektiven Schmerz des Patienten und dem objektiven Zustand seiner Bandscheiben und Gelenke erstaunlich gering ist. Anders ausgedrückt: Schmerzen haben nicht nur Menschen mit Wirbelsäulenproblemen oder arthrotischen Gelenken, sondern meistens rühren diese Schmerzen von Muskelproblemen her.

So hörte ich zum Beispiel vor vielen Jahren von einer Studie der Universität Witten/Herdecke, wonach das Auflösen von Muskeltriggerpunkten zur Linderung oder Heilung auf Dauer führen sollte – je nach Symptom in bis zu 85 Prozent der Fälle. Die Problematik ist also eindeutig: Die Mehrheit aller Schmerzen im Körper wird durch Muskeln ausgelöst. Nur kümmert sich leider kaum ein Kollege um die Muskeln. Ein logischer Therapieansatz wäre doch, als Erstes die häufigste Ursache, die Muskeln, abzuklären.

Falls Sie ein Gesundheitsproblem dieser Art gehabt haben, werden Sie stattdessen vermutlich Folgendes erfahren haben: eine Untersuchung durch Röntgen, CT oder MRT. Unglücklicherweise kann man mit allen drei Verfahren solche Muskelprobleme nicht diagnostizieren. Ich zitiere an dieser Stelle noch einmal aus dem Einladungsschreiben der Österreichischen Ärztegesellschaft für Manuelle Medizin für die Ausbildungsreihe »Manuelle Medizin« im Jahre 2013. Dort konnte jeder interessierte Kollege folgende Sätze lesen: »... doch bei etwa 85 Prozent aller Wirbelsäulenstörungen können die Beschwerden durch diverse Objektivierungsverfahren nicht erklärt werden. Hier muss die klinische Untersuchung als Voraussetzung für konservativ orthopädische Behandlungsformen eingesetzt werden.«

Nach meiner langjährigen Erfahrung sind die meisten Befunde der bildgebenden Verfahren richtig in der Betrachtung und Analyse der Strukturen, für deren Untersuchung sie geeignet sind. Leider sind sie aber überwiegend falsch, was die Diagnostik der Schmerzursache betrifft, wenn diese im Muskel liegt. In der täglichen Praxis gehe ich daher den umgekehrten Weg. Ich fange mit dem Wahrscheinlichen an, untersuche also zuerst die Muskeln. Erst dann, wenn die Muskeln als Ursache ausgeschlossen sind, ziehe ich die Diagnose aus bildgebenden Verfahren zurate und freue mich über deren Aussagekraft.

Es tut mir leid, wenn ich Sie hiermit in Ihrem Weltbild verunsichere. Aber statistisch gesehen ist die Ursache für Ihre Rückenschmerzen, Ihre Knieschmerzen, Ihren Fersensporn usw. mit größter Wahrscheinlichkeit nicht die Bandscheibe, eine Gelenkarthrose oder der Knochensporn – es sind die Muskeln.

Es tut mir in Wirklichkeit natürlich nicht leid, Ihr Weltbild zu erschüttern, denn ich hoffe, Ihnen mit meinen Informationen den Anstoß zu geben, über einen anderen Therapieansatz nachzudenken und von Ihren Schmerzen befreit zu werden.

Wenn Sie an dieser Stelle Zweifel an meiner Einschätzung der Lage haben, kann ich Sie sehr gut verstehen. Auch ich bin manchmal skeptisch, wenn Autoren bestimmter, auch alternativmedizinischer Fachbücher behaupten, dass etwas von diesem oder jenem Problem stamme und entsprechend mit dieser oder jener Methode zu lösen sei.

Die Bedeutung von Muskeln als Auslöser von Beschwerdebildern ist allerdings unzweifelhaft sehr hoch. Ich schlage Ihnen daher vor, das folgende Kapitel gründlich zu lesen und sich danach selbst ein Bild zu machen. Dies kann Ihnen mitunter viel Leid ersparen.

3.2 Die Entstehung von Muskeltriggerpunkten und die Rolle der Faszien

Ein Muskeltriggerpunkt ist ein völlig verkrampfter Teil eines Muskels. Neben schlecht ausgeheilten Traumatisierungen eines Muskels, etwa bei Prellungen oder Zerrungen, können Sie sich den Hauptentstehungsmechanismus sehr vereinfacht folgendermaßen vorstellen: Wenn sich ein Muskel anspannt, schnürt er sich kurz selbst die Durchblutung ab, weil in diesem Moment der Druck im Muskel höher ist als in den zuführenden Blutgefäßen (die vermutlichen Vorgänge um Acetylcholin, ATP usw. an der sogenannten »motorischen Endplatte« möchte ich Ihnen hier ersparen).

Dies ist normalerweise kein Problem, da die beim Muskelstoffwechsel entstehenden Schlackenstoffe, wie beispielsweise Milchsäure, in der darauffolgenden Entspannungsphase ausgespült werden. Dauert die Anspannung jedoch zu lange, kann es passieren, dass die Schlackenstoffe auskristallisieren und eine unheilvolle Spirale in Gang setzen.

Die Kristalle lösen Schmerzen aus, der Muskelanteil krampft und schnürt sich noch mehr von der Durchblutung ab. Das Resultat ist ein mit Sauerstoff und Nährstoffen minderversorgter Muskelbereich, der auf Dehnung mit Schmerz reagiert. Im einfachen Fall können Sie den Bereich selbst lokalisieren. Leider schmerzt es oft nicht nur an der entsprechenden Stelle oder der Muskelbereich produziert eine entsprechende Bewegungseinschränkung. Überdies hat er die Fähigkeit, andere Vorgänge auszulösen und an entfernte Orte im Körper zu projizieren, man spricht vom sogenannten »Übertragungsschmerz«. Daher auch der Name

»Triggerpunkt« (vom englischen Verb »to trigger«, unter anderem: in der Ferne etwas auslösen). Das ist wahrscheinlich der Hauptgrund dafür, dass Muskeln als Ursache von Beschwerden erst gar nicht in Betracht gezogen werden, etwa beim Fersensporn.

An dieser Stelle muss jetzt etwas Anatomie ins Spiel kommen. Wieso kann der Schmerz woanders auftreten als dort, wo er ausgelöst wurde? Möglicherweise spielen die Faszien dabei eine Rolle.

Faszien sind absolut in Mode. Vielleicht resultiert der Hype um die Faszien aus der Ähnlichkeit mit dem Wort Faszination. Faszientraining, Fasziendehnen, Faszienrollen – zumindest bei Therapeuten und Trainern sind diese Begriffe inzwischen selbstverständlich. Dabei weiß auf Nachfrage kaum jemand zu erklären, welche Rolle sie tatsächlich einnehmen. Das liegt zum Teil daran, dass allein die Definition noch nicht ganz geklärt ist. Im weiteren Sinne sind mit Faszien verschiedene Bindegewebe im ganzen Körper gemeint, im engeren die »dünnen« Häutchen, die sich ebenfalls durch den ganzen Körper ziehen, dabei fast alle Strukturen umhüllen und sie dadurch voneinander trennen.

In diesem Zusammenhang geht es speziell um Muskeln und einzelne Teile davon, Sehnen und die anderen Strukturen des Bewegungsapparats. Damit eine Sehne gleiten kann oder sich zum Beispiel ein einzelner Finger bewegen lässt, muss der entsprechende Beuge- oder Streckmuskel von den anderen Strukturen abgegrenzt sein.

Die Forschungen zu diesem speziellen Teil der Faszien sind noch recht neu, und sie bringen »faszinierende« Erkenntnisse. Offensichtlich haben Faszien neben anderen Funktionen wie Lymphabfluss eine Steuerungsfunktion bei der Körperwahrnehmung und choreografieren unsere Bewegungen über Bewegungssensoren und Schmerzrezeptoren. Sie reagieren unter anderem auf Überlastung oder auf Unterforderung durch Bewegungsmangel sowie auf Stress und können sich dadurch verkürzen und verkleben.

Was mir an diesem Aufheben um die Faszien gefällt, ist die Tatsache, dass der Fokus von den überbewerteten festen Strukturen weggeht. Seltsam finde ich allerdings, dass die Muskeln dabei völlig unter den Tisch fallen. So werden heutzutage Faszien gedehnt und trainiert und mit der »Faszienrolle« behandelt. Vielleicht kann mir ja jemand erklären, wie man eine Faszie ohne den darin befindlichen Muskel dehnt oder trainiert? In der Regel werden in all den neuen Kursen die gleichen alten Übungen aus verschiedenen Techniken praktiziert, nur dienen sie jetzt den Faszien.

Es ist nicht meine Absicht, die Bedeutung von Faszien in Abrede zu stellen, im Gegenteil. Ich selbst beeinflusse bei meiner Behandlungsmethode in erster Linie die Substanz der Muskeln, das Ziel beim »Nadeltriggern« ist der verhärtete Muskelanteil als Ganzes. Ich werde daher im weiteren Verlauf dieses Buches immer nur das Wort »Muskel« benutzen, meine damit aber zugleich auch die dazugehörigen Faszien.

Vereinfachend kann man sagen: Ein Muskeltriggerpunkt entsteht, wenn ein Muskel zu lange oder zu stark angespannt wird oder Traumatisierungen nicht vollständig ausheilen.

Von der stofflichen Seite kommen als begünstigende Faktoren noch Mineralstoffmangel (vor allem Magnesium) und Übersäuerung dazu (siehe unten). Nachfolgend eine kurze Übersicht über auslösende Faktoren, die sicherlich nicht vollständig ist.

1. **Stress:** Ganz banal durch hohe Muskelspannung (Muskeltonus).

2. **Emotionen:** Angst, Wut etc.

3. **Muskelüberlastung:** Ungewohnte Tätigkeiten bei Arbeit und Sport.

4. **Traumen:** Klar, dass bei einem Knochenbruch oder einer Bänderverletzung Muskeln kaum unbehelligt bleiben können.

5. **Operationen und Rehabilitationsmaßnahmen:** Durch Gipse und Verbände werden Muskeln komprimiert. Beim Heilen von Wunden und Operationsnarben können Muskelfasern mit der Narbe verkleben.

6. **Schonhaltung:** Schmerzbedingte Schonhaltungen nach Traumen und/oder Operationen bzw. von bereits vorhandenen Triggerpunkten können zu Muskelüberlastungen in anderen Bereichen führen.

7. **Wirbelfehlpositionen,** Gelenksdeformationen usw.

8. **Bewegungsmangel:** Bettlägerigkeit, sitzende Tätigkeit usw.

9. **Falsches Training:** Training ohne ausreichendes Dehnen führt häufig neben sichtbarem Muskelzuwachs zu Muskelverkürzungen und erhöhtem Muskeltonus.

10. **Falsche Haltung, einseitige Belastung:** Den meisten Menschen ist nicht bewusst, dass sie bei fast allen Bewegungen überwiegend nur eine Körperseite belasten.

11. **Statine:** Wirkstoffgruppe der Lipid- bzw. Cholesterinsenker. Häufige Nebenwirkung: Löst bei bis zu zehn Prozent der Patienten heftige Muskelschmerzen aus, starker, überproportionaler Muskelabbau auf Dauer.

12. **Erkrankungen innerer Organe** können über Reflexbögen ebenfalls Muskeln verspannen.

13. **Stoffwechselstörungen**

14. **Aluminium** aus Deorollern, Zahnpasten, Körperpflegemitteln, Impfungen, Verpackungen, Kaffeekapseln mit Aludeckel usw.

15. **Unverträgliche Zahnmaterialien:** Amalgam.

Gemäß den Untersuchungen von Stoffwechselexperten steigt bei uns laufend das Risiko, trotz guter Versorgungslage einen Spurenelementemangel zu erleiden. Ein Hauptgrund dafür ist die Auslaugung der Böden in der von der EU geförderten »Power-Landwirtschaft«. Der Gehalt an Spurenelementen in unserer Nahrung ist zum Teil dramatisch geringer als noch vor wenigen Jahrzehnten. Besonders erwähnenswert in diesem Zusammenhang ist das Magnesium. Nächtliche (Waden-)Krämpfe sind die höchste Alarmstufe, aber auch die Muskelverhärtungsneigung kann durch Magnesiummangel bedingt sein.

Die katastrophalen Langzeitfolgen von Übersäuerung an vielen Stellen im Körper habe ich im Kapitel »Milieuoptimierung« kurz beschrieben. Dass die Empfindlichkeit eines übersäuerten Muskels gegen die im Muskelstoffwechsel entstehende Milchsäure bei starker Belastung entsprechend erhöht ist, versteht sich von selbst. Zu den »primären« Triggerpunkten können also durch Schonhaltung, Überlastung anderer Muskelgruppen usw. später immer mehr »sekundäre« dazukommen.

3.3 Auswirkungen von Triggerpunkten

Obwohl die Arbeit mit Muskeln schon so lange ein Tätigkeitsschwerpunkt von mir ist, bleibt es für mich faszinierend, was alles im Körper mit Muskeln zusammenhängt.

Chronischer Bereich

Relativ bewusst ist den Patienten, dass verspannte Muskeln ihre Beweglichkeit einschränken, dass sie beispielsweise immer steifer werden. Die Kraftlosigkeit, abnehmende Leistungsfähigkeit und größere Verletzungsanfälligkeit für Zerrungen, Verstauchungen usw. wird meist als »altersentsprechend« hingenommen. Ebenso die Verschlechterung der Körperhaltung (Hohlkreuz, Rundrücken, hängende Schultern, nach innen oder außen gedrehte Füße usw.).

Kaum im Bewusstsein ist hingegen, dass es vielmehr Muskelungleichgewichte sind, welche die Wirbel aus ihrer Position ziehen oder auf Dauer Gelenkfehlstellungen und Gelenkverschleiß hervorrufen. Der Wirbel ist eben draußen und das Gelenk ist eben alt. Das hieraus resultierende Potenzial, den größten Anteil von Gelenkverschleiß durch Muskelentspannung zu verhindern, wird nicht genutzt, stattdessen wird lieber ein neues Gelenk implantiert.

Akuter Bereich

Die kurzfristigen Auswirkungen sind vor allem deswegen ein Problem, weil aus der Fixierung der Schulmedizin auf die festen Strukturen häufig eine Verwechslung von Ursache und Wirkung resultiert. Wenn zum Beispiel durch die mechanische Überlastung eines Gelenks eine Entzündung entsteht (Kapselentzündung usw., bis zum Knochenmarködem), werden in der Regel nach der Diagnose nicht die verkürzten Muskelanteile entspannt, sondern nur lokal die Entzündung behandelt. Alle diese indirekten Auswirkungen kommen sehr häufig zu den unten beschriebenen direkten Muskel-Fernwirkungen hinzu.

Viele Auswirkungen und Symptome werden also kaum mit Muskeln in Verbindung gebracht. Sollten bei Ihnen Symptome, welche auch immer, vorhanden sein: Vielleicht können Sie den richtigen Bezug jetzt selbst herstellen. Bitte denken Sie daran, dass die Wahrscheinlichkeit durchaus nicht gering ist, dass Sie einer Fehldiagnose aufgesessen sind, sofern diese einzig aufgrund bildgebender Verfahren erstellt wurde.

Wie schon erwähnt, sind der lokale Schmerz oder die Bewegungseinschränkung bei Weitem nicht die einzigen Auswirkungen von völlig verkrampften Muskelknoten bzw. -strängen.

Wenn Sie zum Beispiel, wie in der folgenden Abbildung dargestellt, einen Muskeltriggerpunkt im Bereich der Darmbeinschaufel (»Beckenschaufel«, Kreuz) haben, kann er eine Schmerzausstrahlung im ganzen rot markierten Bereich produzieren. Genauso gut können Sie in diesem Bereich vermeintlich neurologische Auswirkungen wie Taubheit, Kältegefühl, Kribbeln, elektrisches Gefühl usw. verspüren. Der Grund: Verkürzte und verhärtete Muskeln können auch Nerven und Blutgefäße komprimieren bzw. auf bisher nicht erforschte Weise solche Fernwirkungen auslösen.

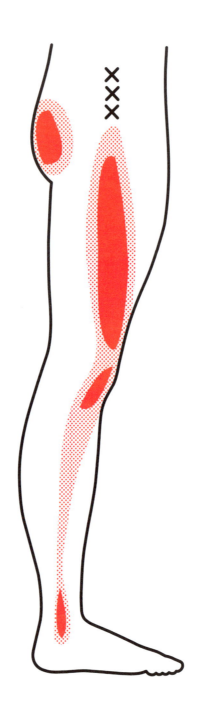

Im Prinzip kann man sagen, dass sich jeder Muskel im Körper verspannen und die genannten Phänomene in eine andere Region im Körper projizieren kann. Ich habe im nächsten Kapitel »Eigendiagnostik« eine Sammlung von Beispielbildern eingefügt, da ich hoffe, dass damit möglichst viele Patienten ihren auslösenden Muskeltriggerpunkt selbst finden können.

Nachfolgend zuerst einmal eine Aufzählung des ganzen Spektrums von Triggerpunkt-Fernwirkungen. Die Einschätzung der Häufigkeit (in Prozentzahlen) ergab sich über die Jahre aus den Rückmeldungen meiner Patienten hinsichtlich Linderung oder Heilung von Beschwerden durch die Entspannung der Triggerpunkte. Es handelt sich bei folgender Auflistung also nicht um eine streng wissenschaftliche Statistik, sondern um meine subjektiven Erfahrungen nach zwanzig Jahren Muskeltriggerarbeit. Dies soll Sie dabei unterstützen, mögliche Triggerpunkte bei Ihnen selbst zu finden und ihre Bedeutung richtig einzuschätzen. Eine Bagatellisierung von übrigen möglichen Auslösern liegt nicht in meiner Absicht. Diese erfordern selbstverständlich eine weitergehende Diagnostik und entsprechende Therapie.

Kopfschmerzen: Egal ob sie dumpf, bohrend, pochend oder stechend sind, ob sie vom Nacken nach oben oder um das Auge herumziehen – sie werden sehr häufig (bis zu 85 Prozent) von Nackenverspannungen ausgelöst.

Schwindel: Wenn er nicht ausschließlich beim Aufstehen aus Ruhepositionen auftritt, stammt jede andere Form bis zu 75 Prozent von Nackenverspannungen (besonders dann, wenn der Schwindel durch Kopfbewegungen beeinflussbar ist).

Migräne: Auch jede Variante von Migräne hängt sehr häufig (70 Prozent) mit Nacken-Triggerpunkten zusammen.

Übelkeit bis zum Erbrechen: Sie wird nicht selten von Nackenverspannungen ausgelöst (sofern die übrigen internistischen oder ernährungsbedingten typischen Erklärungen nicht vorliegen), eventuell auch von Knoten in der Rückenmuskulatur auf Magenhöhe.

Rückenschmerzen: Egal in welchem Teil des Rückens, ob bei den ersten Bewegungen oder dauerhaft, ob dumpf, ziehend oder einschießend – derartige Schmerzen stammen fast immer (bis zu 90 Prozent) von verspannter Muskulatur.

Gelenkschmerzen: Auch alle Varianten von Gelenkschmerzen an Schultern, Ellbogen, Knien, Sprunggelenk, Hüftgelenk, Handgelenk werden sehr häufig von beteiligter Muskulatur ausgelöst.

Fersensporn und andere Schmerzen im Fußbereich: Ursache sind fast immer Triggerpunkte in der Wadenmuskulatur.

Zahnschmerzen, Kiefergelenkprobleme: Ohne andere Diagnose vom Zahnarzt lohnt es sich, an die Kaumuskulatur als Ursache zu denken.

Schmerzen in der Brust, kaum durchatmen können: Wenn die Schmerzen nicht vom Herzen oder anderen internistischen Ursachen stammen, dann sind sie fast immer durch Triggerpunkte zwischen den Schulterblättern bedingt.

Vielleicht stellen Sie sich einen Triggerpunkt am besten wie ein schlafendes Haustier vor (latenter Triggerpunkt). Er ruht in der sonstigen entspannten, weichen Muskulatur und macht keine Beschwerden, es sei denn, bestimmte Faktoren irritieren ihn. Kälte zum Beispiel. Die Muskulatur ist eine Hauptwärmequelle des Körpers, bei der Muskelkontraktion entsteht Wärme. Ein kalter

Muskel ist verkürzt und empfindlich. Er reagiert noch leichter auf Dehnung mit Schmerz. Jetzt fehlt nur noch eine heftige ungewohnte Anspannung, der Muskel krampft dagegen und – zum Beispiel – der Hexenschuss ist ausgelöst (aktiver Triggerpunkt). Bei weniger heftiger Dehnung kommt es hingegen eher zu dem typischen Bewegungsschmerz bei den ersten Bewegungen, zum Beispiel morgens beim Aufstehen.

Langzeitauswirkung: Gelenkverschleiß!

Noch einmal zurück zum Thema Gelenkverschleiß. Schon erwähnt habe ich den Aspekt der mechanischen Überlastung von Gelenken durch dauerhaft verkürzte Muskeln. Ein weiterer sehr wichtiger Punkt ist der Stoffwechsel der betroffenen Körperteile. Sehnen haben sehr wenige Blutgefäße, Knorpel gar keine und Bandscheiben etwa ab dem 20. Lebensjahr auch keine eigenen mehr. Die Ernährung sowie der Abtransport der Schlackenstoffe erfolgt durch die Flüssigkeit, die diese Strukturen umspült. Bandscheiben zum Beispiel verlieren durch den Druck bei aufrechter Haltung Flüssigkeit und saugen sich bei Entlastung im Liegen wieder voll (die Körpergröße schwankt dadurch täglich bis zu drei Zentimeter).

Dieser Pumpeffekt dient der Versorgung und dem Abtransport der Schlackenstoffe, ist also Grundvoraussetzung für den Stoffwechsel. Klar, dass elastische Muskeln auch unter diesem Aspekt die beste Prophylaxe und natürlich auch Therapie für diese Gewebe sind.

Die Beurteilung weitverbreiteter Alternativen, wie etwa das operative Entfernen von resultierenden Eiweißverklebungen an Sehnen (zum Beispiel Karpaltunnel-OP) ohne Beseitigung der Ursache, möchte ich an dieser Stelle gerne Ihnen selbst überlassen. Jedenfalls schafft das Ihr Körper auch selbst, wenn die Muskeln wieder weich sind.

Und was fast noch wichtiger ist: Im Gegensatz zu gängigen Behauptungen kann ein Knorpel wieder wachsen, ein Riss im Meniskus wieder heilen, eine Sehne sich regenerieren, wenn die Versorgung durch Muskelentspannung wieder funktioniert. Dies ist nicht nur meine Erfahrung bei Patienten, man sieht es, wenn sie später wieder einmal in die »Röhre« kommen – natürlich gibt es auch entsprechende Studien.

Die wahrscheinlichste, logische Schlussfolgerung: Ein großer Teil der Gelenkersatzoperationen ist überflüssig, wenn man dem Körper die Zeit gibt, diese Strukturen nach Beseitigung der Versorgungsprobleme selbst wiederaufzubauen.

3.4 Charakteristika und Eigendiagnostik

Bevor Sie sich anhand der Beispielbilder auf die Suche nach Triggerpunkten in Ihrem Körper machen, möchte ich noch einmal betonen, dass die von Ihnen gefühlten Symptome sehr oft nicht identisch sind mit dem Sitz des auslösenden, verhärteten Muskelknotens. So fühlen Sie zum Beispiel den typischen Fersenspornschmerz um oder unter der Achillessehne, der Triggerpunkt liegt allerdings in der oberen Wadenmuskulatur, ungefähr zwischen erstem und zweitem Drittel von oben.

Nachfolgend noch einige Charakteristika, die Ihnen helfen können, vorhandene Punkte zu identifizieren.

Als wichtigste Suchkriterien gelten die Härte und die Druckschmerzhaftigkeit (und eventuell die Verdickung) eines Muskelknotens oder Muskelstrangs. Bei einem gleichmäßigen, angenehmen Massagedruck, der von entspannter Muskulatur ohne Weiteres toleriert wird, wird Ihnen ein Triggerpunkt durch Härte und (fast immer) Druckschmerz auffallen.

Als weitere Hilfe bei der Suche kann Ihnen auch Ihr Gefühl dienen: Muskelregionen, die sich zu kurz oder angespannt anfühlen, sind verdächtig, Triggerpunkte zu enthalten. Wenn Sie zum Beispiel das Gefühl haben, dass Ihr Kopf zu schwer ist, um von den Schultern getragen zu werden, sollten Sie entsprechend im Bereich der Nackenmuskulatur suchen. Ähnlich verhält es sich mit dem Bedürfnis, sich zu bewegen. Wenn Sie einmal darauf achten, werden Sie feststellen, wie viele Menschen in Ihrer Umgebung reflektorisch immer wieder den Kopf drehen oder die Schultern kreisen – der oft unbewusste Versuch, etwas Spannung abzubauen.

Ein Triggerstrang oder -knoten kann, muss aber nicht sehr groß sein. Wenn Sie zum Beispiel die Ansätze der Muskeln am Hinterkopf rechts oder links von den fühlbaren Dornfortsätzen der Halswirbel (die harten Stellen genau in der Mitte) untersuchen, kann dort ein feiner Strang – oft nicht dicker als ein großer Wollfaden – zu finden sein. Wenn dieser angespannt ist wie eine Gitarrensaite, sich hin und her »knubbeln« lässt und sich unangenehm angespannt anfühlt oder sogar schmerzt, ist das oft ausreichend Muskulatur für typische Auswirkungen wie Kopfschmerz, Schwindel und Migräne.

Bei manchen Patienten ist der ganze Nackenbereich hart wie ein Holzbrett. Es genügt schon, wie gesagt, auch ein einzelner »Wollfaden« oder kleiner Knoten für das ganze unliebsame Spektrum an Fernwirkungen. An manchen Stellen, wie etwa im langen Rückenstrecker, haben verkrampfte Muskelanteile manchmal zu regelrechten Verdickungen auf der betroffenen Seite geführt. Wenn der Patient auf dem Bauch liegt, sieht man oft schon eine verdächtige »Erhöhung«.

Einschränkend muss ich noch erwähnen, dass Schmerz und Spannungsgefühl nicht von allen Patienten wahrgenommen werden. Insbesondere Sportler, die ihren Sport schon lange betreiben, oft über ihre Grenzen gegangen sind und nie angefangen haben zu dehnen, haben meist einen generell erhöhten Muskeltonus und kaum ein Schmerzempfinden. Sollten Sie nur »Gitarrensaiten« oder größere harte Stränge oder Knoten fühlen, kann es trotzdem sein, dass dies die Auslöser sind. Ich löse diese Punkte sicherheitshalber trotz Schmerzlosigkeit immer auf, Schmerz ist eben ein sehr subjektives Phänomen.

Ganz allgemein lässt sich feststellen, dass alles, was die Durchblutung in einer verhärteten Muskelregion verbessert, die Beschwerden lindert.

Zur Differenzierung von anderen Ursachen Ihrer Beschwerden eignet sich besonders der Faktor Wärme. Wärme öffnet die Gefäße, fördert also die Durchblutung. Wenn Ihnen Wärme guttut, ist es ziemlich wahrscheinlich, dass Ihre Beschwerden von Muskeln herrühren.

Die Abgrenzung zur häufig als Fehldiagnose auftauchenden Entzündung (zum Beispiel Kapselentzündung) ist relativ einfach. Bei einer Entzündung wird Ihnen Wärme nicht guttun und Sie werden eher zu kühlen versuchen.

Ein weiterer Faktor zur Abgrenzung Ihrer Beschwerden von anderen Ursachen ist die Bewegung. Wenn die ersten Bewegungen besonders wehtun und sich danach Ihre Beschwerden langsam bessern, ist es wiederum sehr wahrscheinlich, dass Muskeln die Ursache sind.

Durch Bewegung, zum Beispiel durch Sport, wird ebenfalls die Durchblutung verbessert und die Spannung im gesamten Muskel etwas herabgesetzt, der Triggerpunkt also weniger gezerrt. So ist es einfach zu erklären, dass viele Patienten Folgendes berichten: »Ich kann vor Schmerzen morgens kaum vom Bett aufstehen« oder »Die ersten Schritte tun besonders weh, aber wenn ich dann in Gang komme, wird es meistens besser. Erst in Ruhe im Bett oder auch beim Stehen und Sitzen werden die Beschwerden dann wieder schlimmer.« Diese Patienten können zum Teil stundenlang ohne Beschwerden wandern oder ihre Arbeit verrichten, und erst in Ruhe melden sich die Schmerzen wieder.

Anders ausgedrückt: Die Muskeln sind durch Bewegung elastischer, besser durchblutet und reagieren deshalb nicht so leicht auf Dehnung mit Schmerz. In der Ruheposition ist die Versorgung wieder schlechter, möglicherweise werden auch durch bestimmte Positionen im Bett oder beim Sitzen Muskeln komprimiert. Dadurch wird die Durchblutung zusätzlich eingeschränkt, die ersten Bewegungen schmerzen wiederum.

Ganz anders hingegen sieht das Beschwerdebild bei degenerativen Veränderungen aus, wie zum Beispiel arthrotischen Gelenken. Es ist einfach nachvollziehbar, dass sich in diesen Fällen die Beschwerden durch mechanische Belastung oder Überbelastung eher verschlimmern.

Dieses Kriterium ist, wie ich finde, zur Differenzialdiagnostik allerdings nicht immer ganz eindeutig. Sollten Beschwerden durch Bewegung schlimmer werden, ist damit ein Muskeltriggerpunkt als (Teil-)Ursache immer noch nicht ganz auszuschließen.

Die mechanische Überlastung von Gelenken durch große verhärtete Muskelgruppen kann kurzfristig zu entzündlichen Erscheinungen und langfristig zu degenerativen Veränderungen (siehe oben) führen. In beiden Fällen kann es daher zu Mischformen kommen, in denen der Schmerz durch Bewegung nicht gelindert, sondern eventuell sogar verstärkt wird. Trotzdem oder gar erst recht ist in diesen Fällen eine Entspannung der Muskulatur sinnvoll, da meistens, wie erwähnt, die mechanische Entlastung zur Ausheilung der verursachten Entzündung und sogar auch zu einer Regeneration degenerativer Veränderungen führen kann.

Zusätzlich sinnvoll sind antientzündliche Maßnahmen (sehr gut geeignet ist Akupunktur) und besonders im zweiten Fall eine Unterstützung der Regeneration durch für den Knorpelaufbau nötige Stoffe – zum Beispiel Chondroitinsulfat, die Vitamine C und E, Glucosamin, MSM (Methylsulfonylmethan, organische Schwefelverbindung) – sowie durch Entsäuerung.

Bei Schmerzen am Bewegungsapparat kann Ihnen folgendes Denkmodell bei der Suche nach der Ursache behilflich sein: Nach meiner Erfahrung gehen 80 bis 90 Prozent aller Triggerwirkungen vom Zentrum des Körpers in die Peripherie und nur die restlichen 10 bis 20 Prozent in die umgekehrte Richtung.

Wenn Sie nun der Einfachheit halber Ihre Extremitäten in vier Seiten einteilen (Beuge- und Streckseite bzw. vorn und hinten, innen und außen), können Sie nach folgendem einfachen Schema vorgehen: Nehmen wir an, Sie haben Knieschmerzen. Sie fühlen genau in sich hinein und stellen fest, dass der Schmerz kurz unterhalb der Kniescheibe lokalisiert ist.

Diese Stelle gehört nach dem einfachen System zur Streck- oder Vorderseite, das heißt, dass der Triggerpunkt wahrscheinlich mittig auf der Vorderseite des Oberschenkels zu finden sein wird. Analog gehen Sie vor, wenn der Schmerz mehr auf der Innenseite des Knies ist; entsprechend außen oder hinten. Wenn Sie dort nichts finden, suchen Sie unterhalb. Sie werden staunen, wie einfach es ist, die harten beziehungsweise druckschmerzempfindlichen Punkte in den entsprechenden Regionen zu finden. In vielen Körperregionen geht das allerdings nur oder am besten mit einem Partner.

An dieser Stelle fragen mich meine Patienten immer, warum denn niemand so handle bzw. behandle, wenn es doch so einfach sei. Ich gebe zu, dass ich mir diese Frage selbst schon oft gestellt habe. Wahrscheinlich liegt es daran, dass in unserem Weltbild die Ursache eines Schmerzes auch immer der Ort ist, der wehtut, wie wir es von Entzündungen kennen. Wer sucht schon in seiner Wade nach der Ursache, wenn ihm der Zeh wehtut?

Für mich persönlich fasse ich ganz unwissenschaftlich die Fernwirkung von Triggerpunkten in zwei Gruppen zusammen: Schmerzen am Bewegungsapparat bzw. Bewegungseinschränkungen sowie vermeintlich neurologische Phänomene wie Schwindel, Übelkeit, Gefühllosigkeit und Missempfindungen jeder Art, Restless Legs usw.

Einiges lässt sich sicherlich mit der mechanischen Überlastung der Sehnenansatzpunkte beziehungsweise der Dehnung von Faszien erklären. Insgesamt gibt es aber viel zu wenig Forschung auf diesem Gebiet, um zu erklären, warum zum Beispiel der gleiche Strang beim einen Schwindel und beim anderen Migräne auslöst. Der energetische und psychische Zustand des Körpersystems könnte mit verantwortlich sein und zum Beispiel den Einfluss der sympathischen Nervenendigungen der Faszien auf unser vegetatives Nervensystem modifizieren.

Beispielbilder

Zur Hilfe bei der Suche nach Triggerpunkten habe ich nachfolgend eine große Sammlung von Beispielbildern zusammengestellt. Sie zeigen die Lokalisation der in meiner Praxis am häufigsten vorkommenden Triggerpunkte in den verschiedenen Körperregionen sowie die typische Projektion der Triggerphänomene. In vielen Bereichen decken sich meine Erfahrungen mit denen der beiden Ärzte Janet Travell und David Simons (siehe Einleitung), in anderen nicht.

Meine Beispielbilder sind einfach zu benutzen: Die Lokalisation eines Triggerpunkts ist durch Kreuze bezeichnet. Die dunkelrot dargestellte Fläche entspricht der Projektion der Triggerphänomene. Sie erweitert sich um einen rot gepunkteten Bereich, wenn mehr Muskulatur betroffen oder sie heftiger verkrampft ist. Wie gesagt, die Punkte umfassen nicht nur Schmerz-, sondern auch andere vermeintlich neurologische Phänomene wie Taubheit, Kältegefühl, Kribbeln, heißes Brennen oder einen elektrischen Schlag wie von einem Weidezaun usw.

Sollten Sie unter einem dieser Symptome in einem rot markierten Bereich leiden, können Sie mit einer relativ großen Wahrscheinlichkeit einen druckschmerzhaften, harten Muskelknoten oder -strang an der mit dem Kreuz markierten Stelle finden. Wenn dies zutrifft, sind Sie der wahrscheinlichen Ursache Ihres Symptoms ein entscheidendes Stück näher gekommen.

Die Sammlung der Beispielbilder repräsentiert die am häufigsten vorkommenden Auswirkungen, sie gilt keinesfalls als vollständig. Im Prinzip kann jeder Muskel im Körper sich verhärten und seine Wirkung in einem ganz anderen Körperbereich zeigen. Es gibt also keinen Grund aufzuhören, nach Triggerpunkten zu suchen, falls Sie in den vorhandenen Abbildungen nicht fündig werden.

Die Bilder sind absteigend sortiert, die Körperregionen werden also vom Kopf beginnend bis zu den Füßen erklärt, die vorderen Bilder betreffen die häufigeren Lokalisationen.

1. Nacken

Ich habe dieses Bild an den Anfang gestellt, weil die lang gestreckte, mit sechs Kreuzen versehene Muskelregion rechts und links von den Dornfortsätzen der Halswirbel eine herausragende Bedeutung hat. Es gibt meines Erachtens keine zweite Muskelgruppe im Körper, die für so viele Beschwerden verantwortlich ist.

Nicht nur Schmerzen und Bewegungseinschränkung des Halses, sondern vor allem die absolute Mehrheit aller in den Kopf projizierten Triggerwirkungen gehen von dieser Muskelregion aus: Kopfschmerzen (z. B. auch um oder über den Augen, Abb. 1.2), Migräne, Schwindel, Übelkeit, Benommenheit, Unkonzentriertheit, unscharfes Sehen usw.

Hauptlokalisation der Triggerpunkte ist zweifellos der Ansatz am Hinterkopf. In den meisten Fällen ziehen sich von dort fühlbare Stränge über die gesamte hintere Halsregion bis zum Übergang in die Schultern fort. Das dort auffindbare Spektrum von verhärteter Muskulatur reicht von feinen Strängen, die sich anfühlen wie Gitarrensaiten, bis hin zu zentimeterdicken Strängen. Besonders verdächtig auf Triggerwirkungen ist es, wenn sich in diesen Strängen zusätzlich noch Knoten finden lassen.

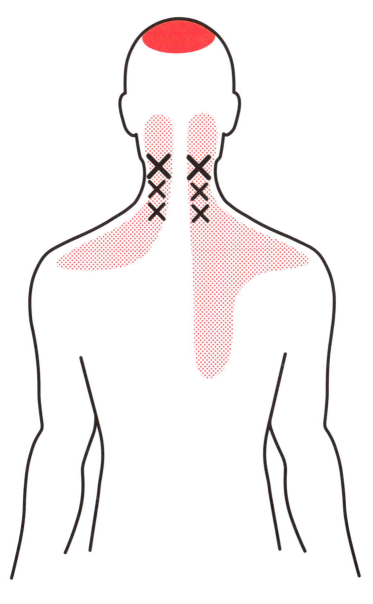

Abb. 1.1

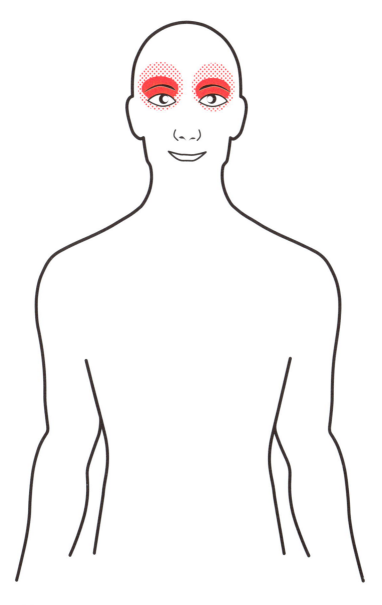

Abb. 1.2

2. Seitlicher Hals

Die Beispielbilder der seitlichen Halsregion sollen nur exemplarisch darstellen, dass im Prinzip überall in den verschiedenen Muskelgruppen des seitlichen Halses Triggerpunkte versteckt sein können. Sie projizieren überwiegend Kopfschmerzen in die verschiedenen Kopfregionen. Allerdings sind sie etwas seltener und erzeugen weniger von den in der Nackenregion genannten Triggerwirkungen wie Migräne, Schwindel usw.

Ein akuter Schiefhals entsteht meistens durch heftige, akute Verkrampfung des Muskels im oberen rechten Bild, er trägt den schönen Namen Musculus sternocleidomastoideus.

Ohrenschmerzen, die nicht durch eine Ohrerkrankung verursacht sind, stammen in der Regel auch aus dieser Region (oder aus der Kaumuskulatur). Ebenso Schmerzen im Halsbereich, die nicht von einer Erkältung oder Ähnlichem herrühren, und manchmal auch Hörsturz, Tinnitus, Stimm- oder Schluckprobleme.

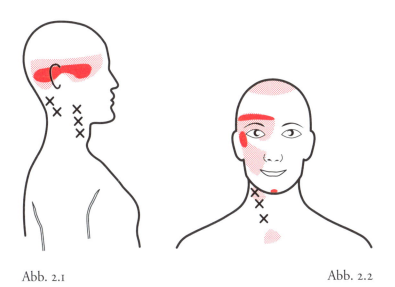

Abb. 2.1 Abb. 2.2

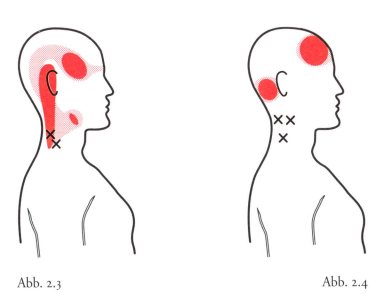

Abb. 2.3 Abb. 2.4

3. Kaumuskulatur

Auch diese vier Abbildungen sollen exemplarisch zeigen, dass Schmerzen im seitlichen Gesichtsbereich sehr häufig aus der Kaumuskulatur stammen. Ein feiner Strang wie eine Gitarrensaite, der senkrecht in Ihrem Kaumuskel herunterzieht, oder ein Knoten in dieser Region sind die wahrscheinliche Ursache für Zahnschmerzen, wenn der Zahnarzt keine andere Ursache finden kann. Selbst Kälteempfindlichkeit in diesem Bereich spricht nicht sicher für die Zähne als Auslöser, da die dünne Mundschleimhaut nicht genug Kälteisolierung der Triggerpunkte in der Kaumuskulatur bietet.

Druckschmerz beim Zähneputzen? Möglicherweise drücken Sie mit der Zahnbürste von innen auf den Triggerpunkt?

Auch eine Rückprojektion von Schmerzen in die Ohrregion von hier aus ist sehr häufig. Bevor Sie zum Beispiel der Diagnose Trigeminusneuralgie vertrauen, sollten Sie unbedingt die Kaumuskulatur sowohl von innen aus dem Mundraum als auch von außen auf Verhärtungen untersuchen. Seltener ist ein Reibegefühl der Augen wie von mangelnder Tränenflüssigkeit.

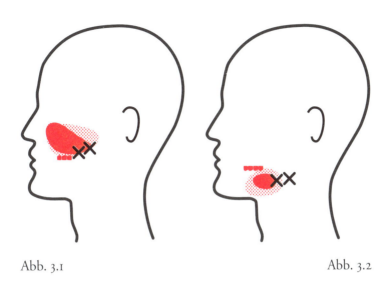

Abb. 3.1   Abb. 3.2

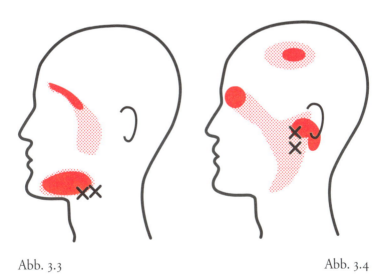

Abb. 3.3   Abb. 3.4

4. Oben auf den Schultern

Triggerpunkte in der Region »Oben auf den Schultern«, wie in den drei Beispielbildern abgebildet, projizieren relativ selten Fernwirkungen in den Kopf hinein. Wenn sie das tun, gehen diese eher in Richtung Schulter und Arm (seitlich) und teilweise bis hinunter zu den Fingern. Das ganze Spektrum von Schmerzen kann dabei sein, bis hin zu den genannten vermeintlich neurologischen Beschwerden. Speziell nächtliches Einschlafen der Arme und Hände wird meistens hier verursacht.

Sehr oft ist diese Region jedoch für eine quälende Spannung bis hin zu dem Gefühl, den Kopf nicht tragen zu können, verantwortlich: Die klassischen »Nackenverspannungen« ohne Triggerwirkung.

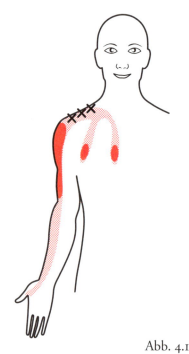

Abb. 4.1

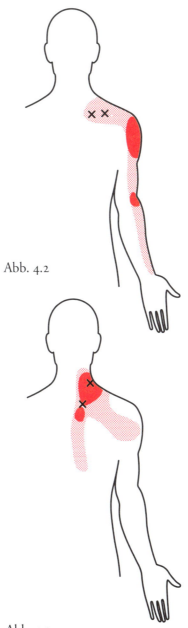

Abb. 4.2

Abb. 4.3

5. Schultergelenk

Klassische Schmerzen und Bewegungseinschränkungen des Schultergelenks sind fast immer durch Triggerpunkte der Muskulatur verursacht, die das Schultergelenk selbst fixieren (siehe auch Abbildung 10.1).

Auch die Schmerzen der sogenannten »Kalkschulter« verschwinden nach meiner Erfahrung meistens durch Auflösen der Triggerpunkte in diesem Bereich, ebenso ein Teil des »Kalks«, wenn die auskristallisierten Schlackenstoffe abgebaut sind.

Da das Schultergelenk unser »offenstes« Gelenk ist (die größte Beweglichkeit mit der geringsten »mechanischen« Führung), ist hier die Wahrscheinlichkeit einer muskulären Ursache am höchsten. Zugleich ist die Sinnhaftigkeit von Operationen am geringsten (außer natürlich bei schweren Traumen) und dementsprechend ein Operationserfolg sehr selten.

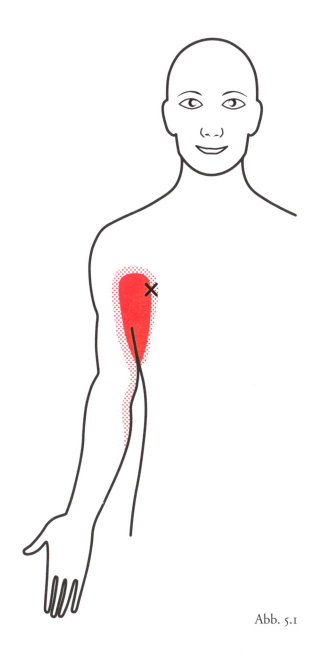

Abb. 5.1

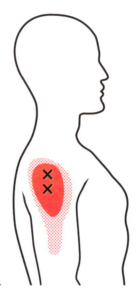

Abb. 5.2

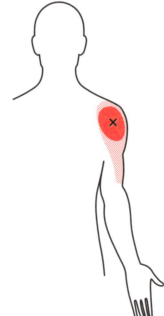

Abb. 5.3

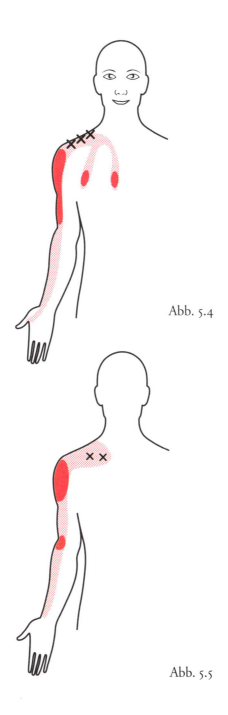

Abb. 5.4

Abb. 5.5

6. Auf dem Schulterblatt

Schmerzen, die (besonders hinten) weit in den Arm bis hinunter zu den Fingern strahlen, sind neben den oben auf den Schultern befindlichen Triggerpunkten ebenso häufig auf dem jeweiligen Schulterblatt platziert. Die äußere Hälfte ist dabei deutlich häufiger betroffen, und es lohnt sich durchaus, nach vorn Richtung Achselhöhle zu suchen. Auch eine Projektion in den vorderen äußeren Brustbereich ist nicht selten (Abb. 6.2).

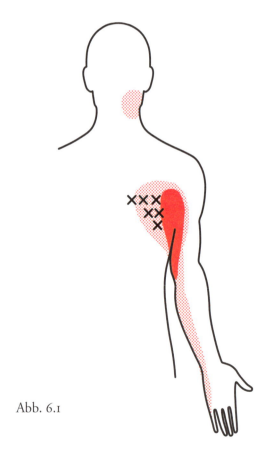

Abb. 6.1

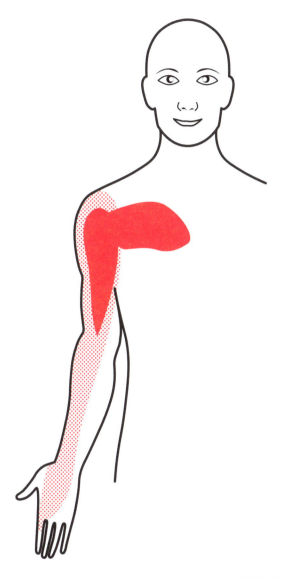

Abb. 6.2

7. Oberarm

Die Muskulatur des Oberarms schmerzt nicht nur sehr häufig im Bereich der Lokalisation der Triggerpunkte, sondern ist für viele Schmerzen im Bereich des Ellbogengelenks und darunter verantwortlich.

Bei Tennis- und Golf-Ellbogen ist eine Untersuchung der hier abgebildeten Muskelgruppen Pflicht. Ein Bizepsknoten kann bis zum Handgelenk, Karpaltunnel (Passage am Handgelenk) und Daumen strahlen. Diese Muskulatur ist aber auch gar nicht so selten für Schmerzen im Bereich der Schulter verantwortlich. Damit haben wir hier ein Beispiel für die seltenere Variante, dass Triggerpunkte von der Peripherie zum Zentrum zurückstrahlen.

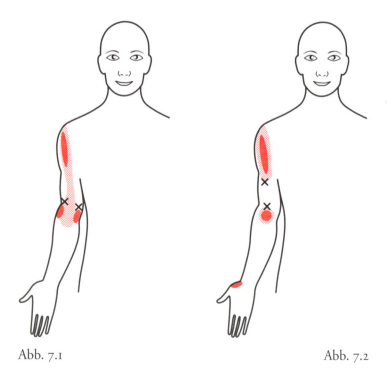

Abb. 7.1   Abb. 7.2

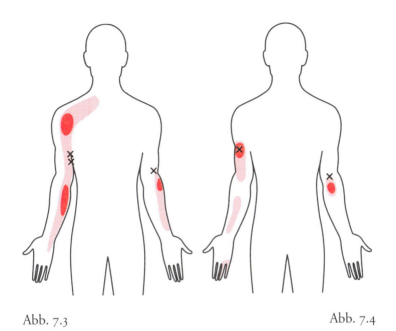

Abb. 7.3   Abb. 7.4

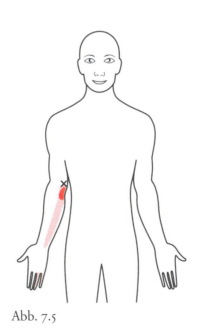

Abb. 7.5

71

8. Unterarm

Die Sammlung von Abbildungen kann wiederum nur exemplarisch zeigen, dass die Muskulatur des Unterarms sowohl für die absolute Mehrheit der Beschwerden im Ellbogengelenk (Tennis-, Golf-Ellbogen) als auch für fast alle Schmerzen im Bereich des Handgelenks und der Hand bis zu den Fingern verantwortlich ist.

In den allermeisten Fällen finden sich die Triggerpunkte direkt unter der Beugefalte. Sie dehnen sich dann nach unten und spiegelsymmetrisch gegenüber in den Oberarm mit der Dauer des Symptoms aus.

Im Handgelenk bzw. in der Hand (analog zum Fuß) selbst behandle ich so gut wie nie, da die Symptome dort verschwinden, wenn die Ursache oberhalb beseitigt ist. Wegen der Vielzahl der infrage kommenden Muskelstränge hilft hier, ebenso wie in der Wade, nur die gründliche Suche.

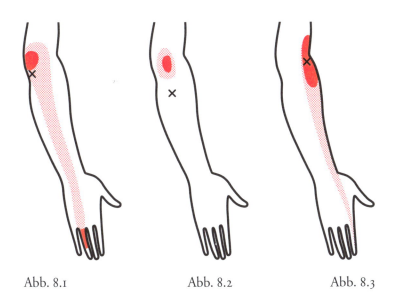

Abb. 8.1   Abb. 8.2   Abb. 8.3

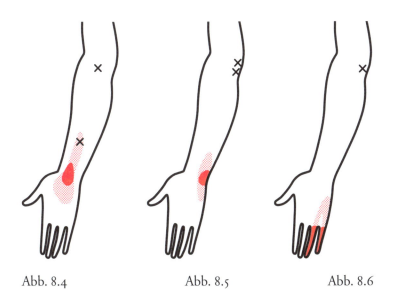

Abb. 8.4   Abb. 8.5   Abb. 8.6

9. Rücken

Der Rücken ist für mich neben dem Nacken die zweite wirklich spannende Körperregion. Zahllose projizierte Triggerwirkungen gehen von hier aus. Sie können einerseits in vertikaler Richtung erfolgen und sind dann logischerweise für den allergrößten Teil aller Rückenschmerzen zuständig. Dabei erfolgt die Projektion überwiegend aus den oberen Rückenbereichen in die unteren Regionen.

Andererseits strahlen Rückentriggerpunkte auch sehr häufig in horizontaler Richtung aus. Im oberen Brustbereich, besonders zwischen den Schulterblättern, führt dies zu stechenden Schmerzen in der Brust bis hin zu dem Gefühl, nicht mehr atmen zu können (Abb. 9.5a und 9.5b). Oft verursacht dies unnötigerweise bei Nichtrisikopatienten eine komplette Herzdiagnostik.

Etwas tiefer können analog dazu unklare Oberbauchschmerzen zu Magenuntersuchungen oder einer Gallensteindiagnostik führen (Abb. 9.6). Im unteren Bereich sind Verdachtsfälle von Erkrankungen der dortigen Bauchorgane gar nicht selten so begründet.

Die Untersuchung der entsprechenden, in der Regel seitengleichen Rückenmuskulatur auf der jeweiligen Ebene ist die schnellste diagnostische Maßnahme. Sie kann Ihnen nicht nur die Angst nehmen, ernsthaft erkrankt zu sein, sondern auch viele unnötige aufwendige Untersuchungen ersparen. Vorausgesetzt, dass keine sonstigen Risikofaktoren vorliegen, ist im positiven Fall die sofortige Beschwerdefreiheit nach Entspannen der Triggerpunkte ein deutlicher Hinweis auf die wirkliche Ursache.

In einigen Fällen habe ich über die Beseitigung der Schmerzen hinaus auch eine Heilung oder Linderung anderer Beschwerden innerer Organe, wie zum Beispiel Blähungen oder Herzrhythmusstörungen, erlebt.

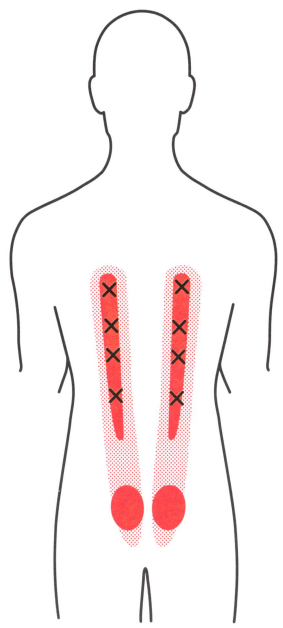

Abb. 9.1

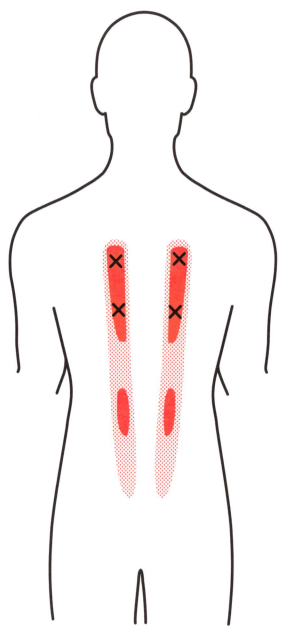

Abb. 9.2

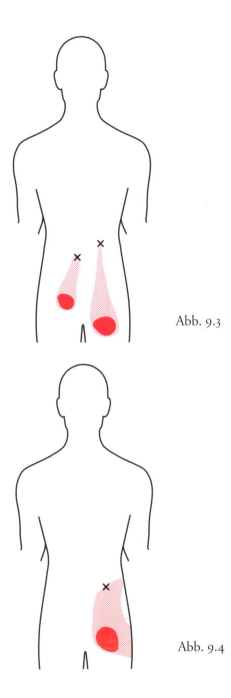

Abb. 9.3

Abb. 9.4

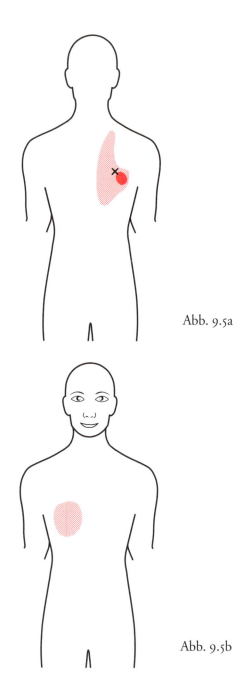

Abb. 9.5a

Abb. 9.5b

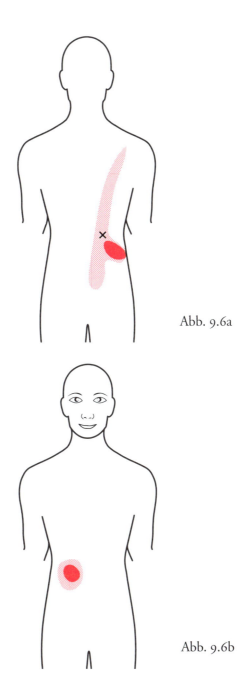

Abb. 9.6a

Abb. 9.6b

10. Brust und Bauch

Außer den in der ersten Abbildung gezeigten Triggerpunkten – außen im Brustmuskel – sind Verhärtungen in dieser Region nach meiner Erfahrung selten. Bei unklaren Ober- oder Unterbauchbeschwerden sollte eine Untersuchung der entsprechenden Muskulatur selbstverständlich trotzdem erfolgen, insbesondere wenn verklebte Operationsnarben vorhanden sind.

Manchmal führt falsches Training im Fitnessstudio zu einer entsprechenden Verkrampfung der Bauchmuskulatur. Selten strahlen die Triggerpunkte nach hinten (Abb. 10.4a und 10.4b).

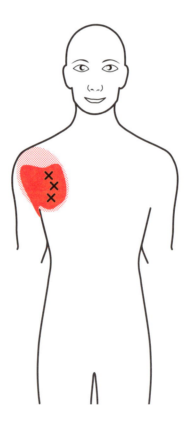

Abb. 10.1

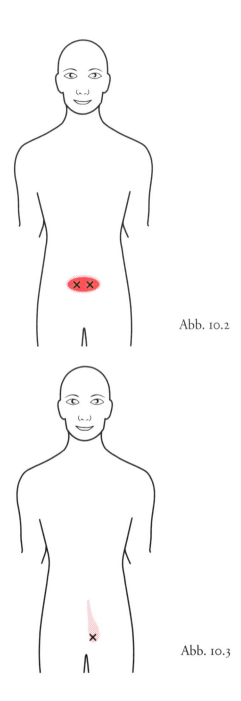

Abb. 10.2

Abb. 10.3

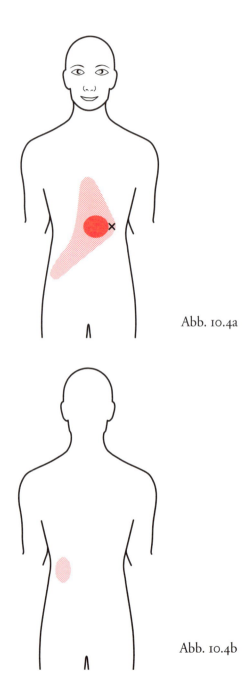

Abb. 10.4a

Abb. 10.4b

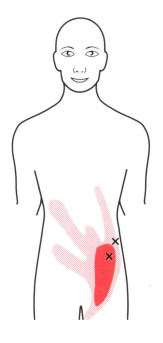

Abb. 10.5

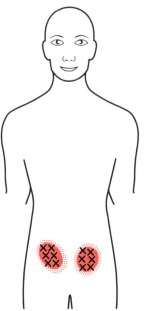

Abb. 10.6

11. Lendenregion

Triggerpunkte in der Lendenregion haben die Tendenz, nach unten in Richtung Pobacken (aber nicht sehr weit) zu projizieren, oder sie verursachen ein »Brettgefühl« in dieser Höhe. Wenn viele Triggerpunkte vorhanden sind, kann eine große, zusammenhängende schmerzende Fläche entstehen (siehe Abbildung 11.6).

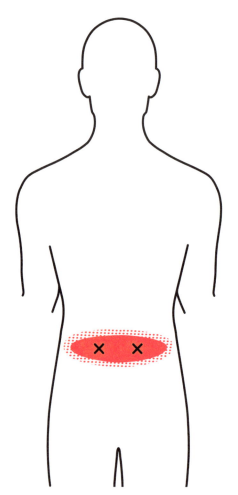

Abb. 11.1

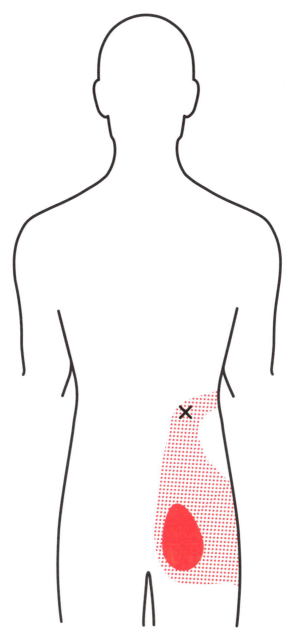

Abb. 11.2

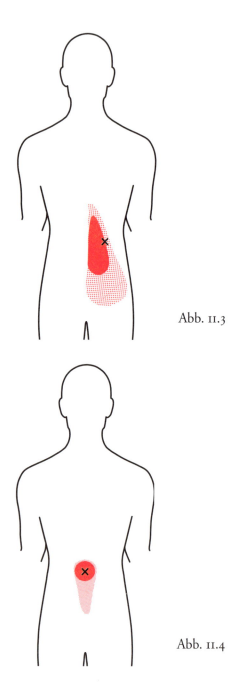

Abb. 11.3

Abb. 11.4

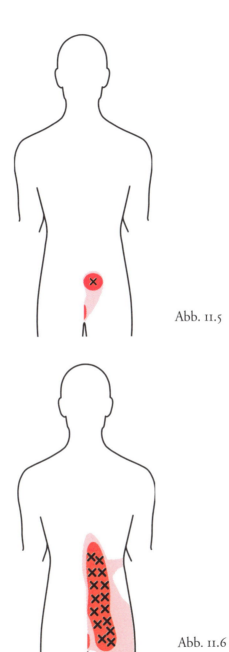

Abb. 11.5

Abb. 11.6

12. Becken hinten (Kreuzdarmbeingelenk), Hüftgelenk

Dies ist die dritte spannende Körperregion. Punkte in dieser Region lösen ebenfalls sehr viele Triggerwirkungen aus. Sie sind für mich auch deswegen von herausragender Bedeutung, weil die hier entstehenden Schmerzen fast immer mit Problemen des Ischiasnervs oder des Hüftgelenkst verwechselt werden! Sie verschwinden auch trotz entsprechender Befunde aus der »Röhre« in den meisten Fällen, wenn alle Punkte an der Kante vom Kreuzbein und auf der Pobacke entspannt sind. Wie im Rückenbereich können diese Punkte sowohl vertikal als auch horizontal ausstrahlende Schmerzen hervorrufen.

Schmerzen und alle dazugehörigen, vermeintlich neurologischen Symptome, die rings um das Becken, seitlich oder hinten im Bein herunter strahlen (zum Teil bis zum Fußbereich), gehören zu den in meiner Praxis am häufigsten auftretenden Schmerzbildern am Bewegungsapparat überhaupt. Die dafür typischen Triggerpunkt-Lokalisationen an der Kante des Kreuzbeins sind auf der ersten der folgenden Abbildungen zu sehen.

Etwa die Hälfte der Schmerzen in der Leistengegend werden ebenfalls in der Region Kreuzdarmbeingelenk verursacht. Bei horizontaler Ausstrahlung stellt sich auch hier sehr häufig ein Schmerz ein, der sich anfühlt, als hätte man ein Brett unten im Rücken. Wenn viele Triggerpunkte vorhanden sind, kann hier eine große schmerzende Fläche entstehen (siehe Abbildung 12.8b). Vermeintliche Schmerzen der unteren Bauchorgane einschließlich Menstruationsschmerzen haben eventuell auch hier ihren Ursprung. Triggerpunkte zentral im Kreuzbeinbereich (Abb. 12.4) und an seiner Kante verursachen Schmerzen im Unterbauch und müde, kraftlose Beine. Sie sind auch überwiegend die Ursache von Restless Legs und sorgen ganz allgemein für einen Energiestau in Richtung Becken und Beine.

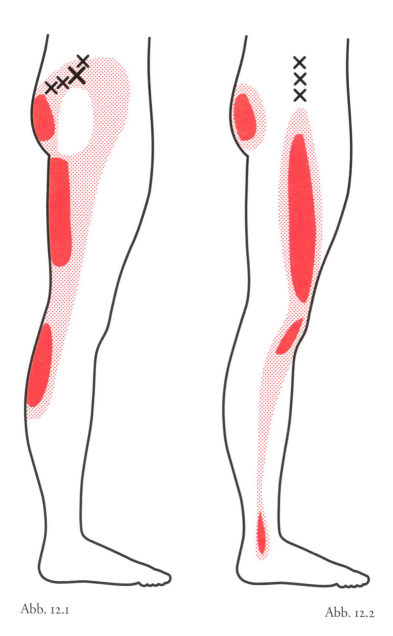

Abb. 12.1

Abb. 12.2

89

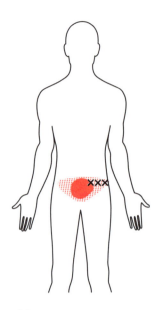

Abb. 12.3a

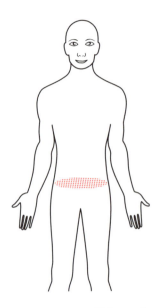

Abb. 12.3b

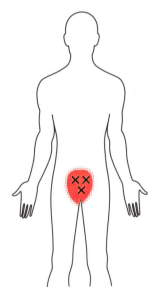

Abb. 12.4

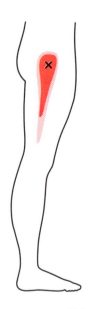

Abb. 12.5

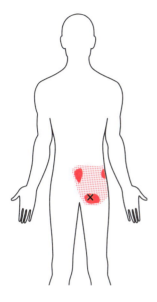

Abb. 12.6

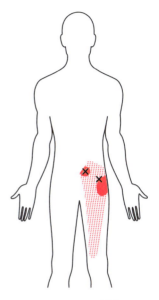

Abb. 12.7

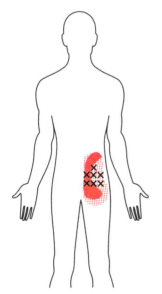

Abb. 12.8a

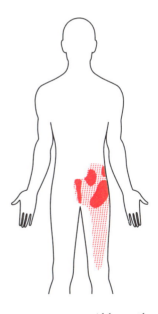

Abb. 12.8b

13. Leistengegend

Schmerzen in der Leistengegend stammen nach meiner Erfahrung zur Hälfte von der Muskulatur auf der Innenseite des Oberschenkels (Adduktorenmuskeln) oder von jener auf der Vorderseite direkt unter dem Leistenband (meistens bei Sportlern). Die anderen fünfzig Prozent kommen, wie bereits erwähnt, aus dem Bereich des Kreuzdarmbeingelenks.

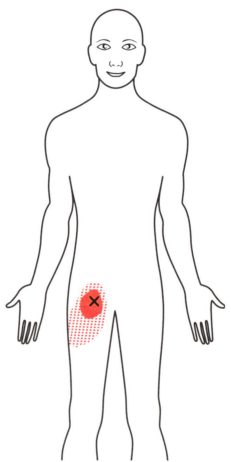

Abb. 13.1

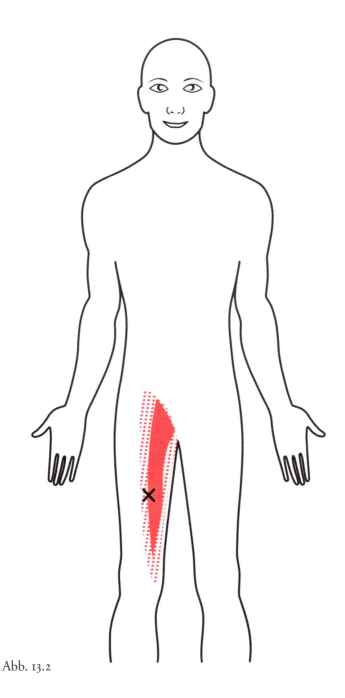

Abb. 13.2

14. Oberschenkel und Knie

Triggerpunkte im Bereich des Oberschenkels haben überwiegend die Tendenz, den Schmerz nach unten zu projizieren, selten in die Pobacken. Zusammen mit seitengleichen Unterschenkelmuskeln sind sie für die absolute Mehrheit aller Knieschmerzen verantwortlich. Nach dem von mir beschriebenen Prinzip sind sie relativ einfach zu finden.

Wenn Sie zum Beispiel Schmerzen unterhalb der Kniescheibe verspüren, ist der Triggerpunkt vermutlich auf der Vorderseite des Oberschenkels zu finden. Analog dazu haben Sie eine große Chance, fündig zu werden, wenn Sie bei Schmerzen auf der Innenseite des Knies unten auf der Innenseite der Oberschenkelmuskulatur suchen und noch häufiger oben innen an der Kurve am Unterschenkel, dort wo das Schienbein breit wird (Abb. 14.1). Schmerzen im Knie außen sowie außen in der Wade stammen meist aus dem sogenannten Tractus iliotibialis ganz außen am Oberschenkel und oben außen am Unterschenkel (Abb. 14.2).

Generell lässt sich sagen, dass alle Schmerzen innen vom Knie bis zum großen Zeh sehr wahrscheinlich von den Punkten auf Abbildung 14.1 und außen am Fuß von den Punkten auf Abbildung 14.2 stammen. Selbst sogenannte Halluxschmerzen werden meist von oben ausgelöst, solange der Zeh noch nicht extrem schief steht.

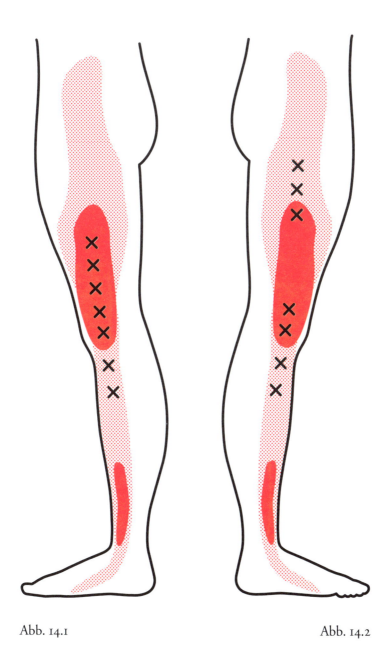

Abb. 14.1   Abb. 14.2

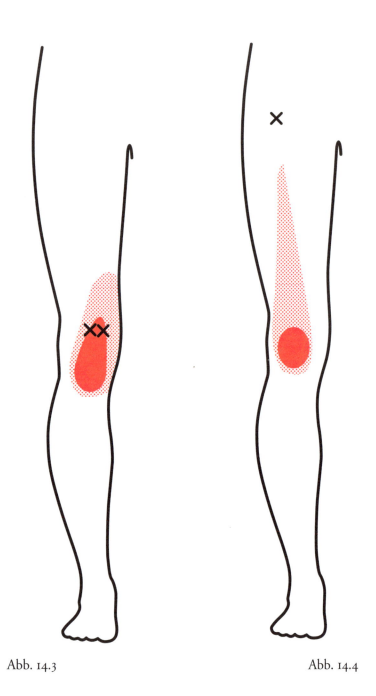

Abb. 14.3

Abb. 14.4

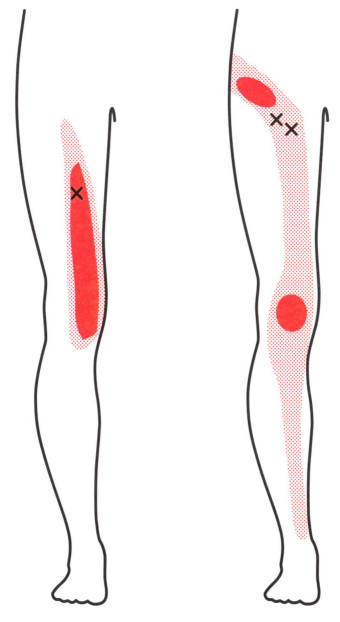

Abb. 14.5　　　　　　　　　　　　　　　　　Abb. 14.6

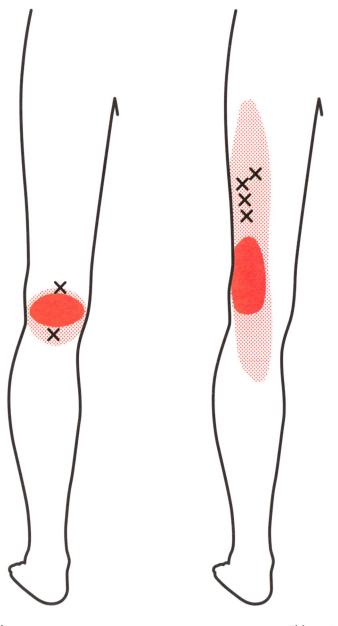

Abb. 14.7

Abb. 14.8

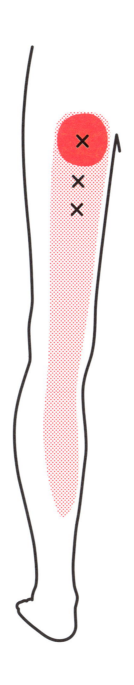

Abb. 14.9

15. Unterschenkel

Analog zum Oberschenkel haben Triggerpunkte im Unterschenkel die überwiegende Tendenz, Schmerzen und sehr oft vermeintlich neurologische Symptome wie Kribbeln, Brennen, Taubheit, Gefühllosigkeit usw. nach unten zum Fuß zu projizieren, seltener strahlen sie hoch zum Knie. Diese liegen dann meistens ganz oben in der »Kurve«, wo die geraden Schienbeinkanten sich nach außen verbreitern.

Der größte Teil aller Probleme im Fußbereich resultiert aus einer Verhärtung der Wadenmuskulatur. Speziell der sogenannte »Fersensporn« hat als Ursache fast nie einen Knochensporn an der Ferse, nach dem er fälschlicherweise benannt ist, sondern einen harten, langen Strang in der Wade (zwischen dem oberen und dem zweiten Drittel, Abb. 15.1, selten Abb. 15.7).

So einfach wie beim Oberschenkel ist das Auffinden nach dem von mir beschriebenen System in der Wade häufig leider nicht. Suchen Sie sicherheitshalber den ganzen Unterschenkel ab, auch den Rand des Schienbeins. Triggerpunkte dort innen machen Probleme auf der Großzehenseite (Abb. 15.2), außen bei den kleinen Zehen (Abb. 15.3). Tendenziell irritieren verhärtete Muskeln im Unterschenkel unten eher den vorderen Teil des Fußes (Abb. 15.4), weiter hinten und um das Sprunggelenk liegen die Probleme eher oben in der Wade.

Wadenkrämpfe sind in den meisten Fällen eine Folge von Magnesiummangel und/oder Übersäuerung. Sollten Sie ausreichend mit gut bioverfügbarem (siehe hinten) Magnesium versorgt sein, kommt als weitere Ursache auch ein verhärteter Muskelstrang im oberen Bereich der Wade in Betracht. Wird er durch eine Bewegung im Schlaf zu sehr gedehnt, löst er den Krampf aus. Auch er ist durch seine Härte bzw. Druckschmerz leicht zu finden.

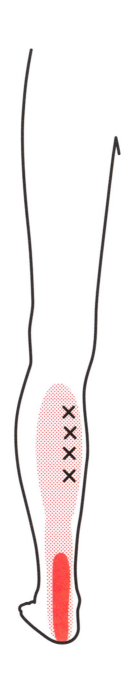

Abb. 15.1

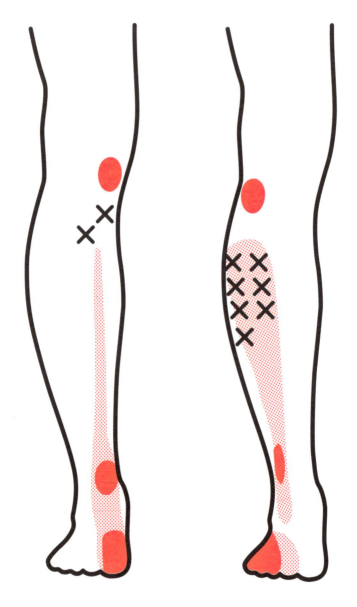

Abb. 15.2	Abb. 15.3

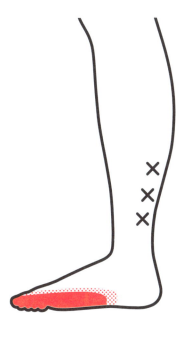

Abb. 15.4

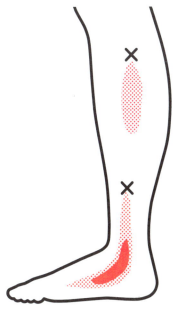

Abb. 15.5

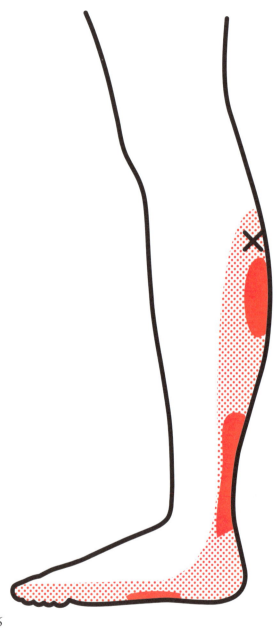

Abb. 15.6

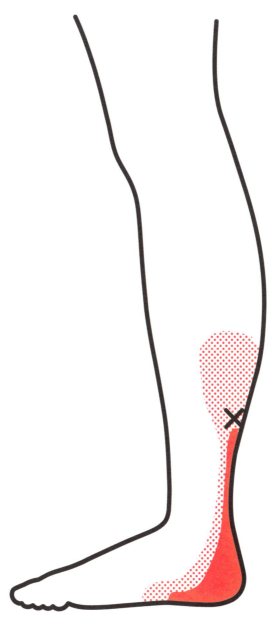

Abb. 15.7

16. Fußmuskulatur

Triggerpunkte in der Fußmuskulatur sind sehr selten. Die hier dargestellten Lokalisationen kommen nur dann infrage, wenn in der Wadenmuskulatur definitiv keine vorhanden sind. Anders ausgedrückt: So gut wie alle Probleme kommen von »oben«.

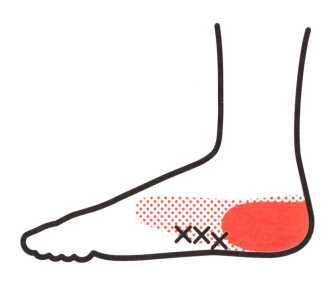

Abb. 16.1

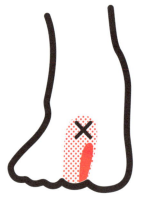

Abb. 16.2

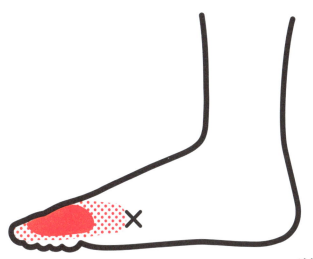

Abb. 16.3

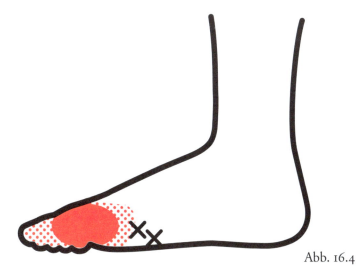

Abb. 16.4

3.5 Fehldiagnosen, Verwechslungen und das Schmerzgedächtnis

Da ich in einer reinen Privatpraxis arbeite, kommen sehr viele meiner Patienten erst nach einer langen Leidensgeschichte zu mir, wenn sie andernorts keine Hilfe gefunden haben. Sie haben in der Regel schon eine oder gar mehrere Diagnosen gestellt bekommen.

Nachfolgend habe ich eine Liste von Diagnosen zusammengestellt, die Patienten mit Muskelproblemen bis dahin gestellt bekommen hatten. Selbstverständlich möchte ich nicht alle hier aufgezählten Diagnosen als Fehldiagnosen bezeichnen. Oft werden jedoch ähnliche Beschwerdebilder in einen Topf mit vermeintlich eindeutig definierten Krankheitsbildern, wie zum Beispiel Fibromyalgie oder bestimmten Rheumaformen, geworfen.

Ich möchte lediglich erreichen, dass Patienten mit solchen Symptomen klären können, ob ihre Symptome letztendlich nicht doch von Muskeltriggerpunkten stammen. Ansonsten würden sie auf diesen erfolgversprechenden Therapieansatz von vornherein verzichten.

In diesem Zusammenhang ist es entscheidend zu wissen, dass Knorpel, Sehnen, der Meniskus beziehungsweise Bandscheiben keine Nerven haben, also selbst gar nicht wehtun können. Erst bei sehr starken degenerativen Veränderungen mit Läsionen der (anderen) Gelenkstrukturen sind es wirklich »Gelenkprobleme«. Ohne diese sind eher Muskeln die Ursache.

Auch zum Beispiel beim Thema »Wirbelfehlpositionen« stellt sich wieder einmal die Frage nach Ursache und Wirkung. Für mich ist es sehr wahrscheinlich, dass ein Wirbel nicht »einfach so« seine Position verlässt (nach dem Motto: Jetzt werde ich Gleitwirbel), sondern meistens durch die jeweiligen Muskeln in dem Bereich herausgezogen wird. Es ist daher wichtig, zuerst diese Muskulatur zu entspannen, bevor man den Wirbel repositioniert, da er sonst vermutlich sehr bald wieder »zurückrutscht«.

Den umgekehrten Fall – fehlpositionierter Wirbel hat die Muskeln verspannt – gibt es sicherlich auch, dieser tritt meiner Meinung nach aber seltener auf.

Die Muskeln zu entspannen, ist sicherlich in jedem Fall unverzichtbar (Vorsicht vor Therapeuten, die das versäumen), bevor man eine Repositionierung, zum Beispiel mit Osteopathie oder Chirotherapie, versucht. Werden die Muskeln nicht entspannt, riskiert man eine Verschlechterung des Zustands durch das Zerren der verspannten Muskulatur.

Alter

Es ist mir besonders wichtig, an dieser Stelle zu betonen, dass Muskeln im Alter zwar mehr Pflege benötigen, aber ganz sicher nicht als unvermeidbare Schmerzursache akzeptiert werden dürfen. Vor einer ungewohnten Belastung sollte man sie »aufwärmen« und hinterher gut dehnen – junge Muskeln sind da noch »pflegeleichter«. Wenn sich trotzdem ein Triggerpunkt eingeschlichen hat, ist er genauso leicht wieder aufzulösen wie bei jüngeren Menschen. Meine älteste Patientin mit dieser Problematik war 93 Jahre alt. Bitte geben Sie sich mit der Diagnose »Alter« also nicht zufrieden.

Bitte bedenken Sie, dass viele der folgenden Diagnosen an sich richtig sind, aber eben nur die Folge der muskulären Ursache! So sind zum Beispiel eine Gelenkkapselentzündung, ein Erguss, ein Knochenmarködem usw. oft die Folge der mechanischen Überlastung beziehungsweise des mangelhaften Abtransports von Schlackenstoffen.

Wird durch die Entspannung der Muskulatur die Ursache beseitigt, heilt der Körper die Folgesymptome in aller Regel selbst. Muskelbehandlung ist also die Pflicht, entzündungshemmende Maßnahmen sind zum Beispiel die Kür.

- **Bandscheibenprobleme**
- **Gelenkprobleme**
- **Verschobene Wirbel**
- **Ischias**
- **Hamstring-, Piriformis-, Glutaeus-Medius-Syndrom**
- **Fibromyalgie**
- **Rheumaformen ohne entsprechende Blutwerte**
- **Schleimbeutelentzündung**
- **Kapselentzündung**
- **Nervenläsionen oder -entzündung**
- **Arthrose**
- **Arthritis**
- **Sehnenzerrung**
- **Bänderanriss**
- **Muskelfaserriss**
- **Kalkschulter**
- **Venenprobleme**

Denken Sie auch bei den unten stehenden Symptomen an eine mögliche muskuläre Ursache. Die zur entsprechenden Diagnose gehörenden Therapieansätze haben sonst natürlich keine wirklich großen Erfolgschancen.

- **Restless Legs**
- **Kopfschmerz**
- **Schwindel**
- **Morbus Menière**
- **Übelkeit**
- **Benommenheit**
- **»Schweben«**
- **»Watte im Kopf«**
- **Unkonzentriertheit**
- **Phantomschmerz**

Schmerzgedächtnis?

Die Ausbildung eines sogenannten Schmerzgedächtnisses ist eine häufige Erklärung für das Anhalten der Schmerzen nach Beseitigung der vermeintlichen Ursache. Es kam in den vergangenen Jahren als Erklärung für Therapieresistenz immer mehr in Mode, ist aber zumindest bei Schmerzen am Bewegungsapparat eindeutig überbewertet.

Wenn die Mehrzahl selbst langjähriger Schmerzen sofort nach der Entspannung des letzten verhärteten Muskelanteils verschwindet, spricht das eher für die Tatsache, dass bis dahin die wirkliche Ursache nicht beseitigt worden ist.

Verzichten Sie deswegen auf die Einnahme von entsprechenden Medikamenten (mit schwerwiegenden Nebenwirkungen auf die Gehirnfunktionen), bevor eine muskuläre Ursache sicher ausgeschlossen ist.

Diagnostische Endoskopien

Es kommt immer noch vor, dass zur weiteren Abklärung eines CT- oder MRT-Befunds im Bedarfsfall eine Endoskopie – ohne sofortige Operationsabsicht – vorgeschlagen wird. Dies ist ungefähr so sinnvoll, als ob Sie bei Benzinmangel Ihres Autos erst einmal ohne Kanister zur Tankstelle gehen, um zu klären, ob es dort Benzin gibt. Lassen Sie sich nicht auf dieses unnötige doppelte Risiko ein. In jedem Fall ist es sinnvoller, erst einmal Muskelknoten zu suchen und vollständig aufzulösen.

3.6 Therapiemöglichkeiten

Im Folgenden möchte ich den Versuch einer Bewertung von verschiedenen therapeutischen Möglichkeiten machen. Sie ist entstanden aus den Rückmeldungen von Patienten mit langer Leidensgeschichte.

Die Behandlungschancen bei frisch entstandenen Triggerpunkten (Stunden bis Tage) sind deutlich besser als bei älteren Triggerpunkten. Die klassischen physiotherapeutischen Verfahren und Entspannungsmethoden (Progressive Muskelentspannung nach Jacobson, Qigong, Tai-Chi-Qigong, Tai-Chi, Body Balance, Yoga usw.) haben hier noch relativ große Chancen auf eine erfolgreiche Entspannung des Muskels.

Sind die Verhärtungen hingegen Wochen bis Jahre alt, verändert sich die Bewertung deutlich. In diesem Fall sind alle folgenden, von 1 bis 4 aufgelisteten Verfahren kaum noch imstande, die tiefen Triggerpunkte endgültig aufzulösen. Sie können allerdings lindern oder vermeintlich heilen in dem Maß, in dem die Muskulatur um den Knoten entspannt wird. Je geringer der Triggerpunkt gezerrt wird, desto besser die Wirkung.

1.) Massage, Physiotherapie, Elektrotherapie, Wärmepflaster, Salben, Fitnesscenter, Schuheinlagen usw.

Alles, was die Durchblutung verbessert und die Muskulatur insgesamt entspannt, lindert also mehr oder weniger die Symptome. Dies gilt auch für das Training im Fitnesscenter. Die meisten Rückenschmerzen resultieren nicht aus einer zu schwachen, sondern aus einer verhärteten Muskulatur. In diesen Fällen ist eine Linderung von Beschwerden nicht dem Muskelaufbau, sondern eher der verbesserten Durchblutung zu verdanken (Vorsicht: Falsches Training mit zu hohen Gewichten ohne Dehnen birgt die Gefahr, dass die Muskulatur zwar kräftiger, aber kürzer wird).

Allzu schmerzhafte, klassische Massagen können die Beschwerdesymptomatik durchaus auch noch verschlechtern. Ich interpretiere das so: Verkürzte Muskeln reagieren auf Dehnung mit Schmerz oder krampfen dagegen, egal ob sie durch eine Bewegung oder einen Masseur gedehnt werden. Endgültiges Auflösen gelingt, wie gesagt, trotz großem Aufwand (10er-Behandlungsserie) relativ selten. Wenn die Massagen sehr wehtun (ich habe schon oft Hämatome nach Massagen bei Patienten gesehen – Motto: »Das knete ich Ihnen weg«), ist das Risiko einer Verschlechterung groß. Therapeuten, die gezielt versuchen, Faszien über Druckpunkte zu entspannen, haben noch die besten Ergebnisse. Da die meisten Fußprobleme aus einer verkürzten Wadenmuskulatur resultieren, sind Schuheinlagen nicht wirklich sinnvoll (Ausnahme: sehr starke Fußverformung).

2.) Dehnen und andere Entspannungstechniken

Der Begriff »Dehnen« ist für mich ein zweischneidiges Schwert und verdient einiges an Erklärung. Auf jeden Fall ist Dehnen eine ganz wichtige Methode zur Prophylaxe von Muskelverhärtungen. Es kommt allerdings darauf an, wie man dehnt. Nach jeder ungewohnten Belastung sollten die entsprechenden Muskelpartien unbedingt gedehnt werden. Dies wird umso nötiger, je älter man wird. Junge Muskeln sind noch entsprechend problemlos, freuen sich aber ebenfalls über jede liebevolle Pflege. Katzen sind in dieser Hinsicht Profis – schauen Sie doch mal genau, wie oft sich Ihre Katze streckt und somit ihre Muskeln dehnt und die Energie in den Meridianen wieder zum Fließen bringt.

Unsere typisch westliche Art, Muskelaufbau zu betreiben, zum Beispiel im Fitnessstudio, führt ohne entsprechende Dehntechniken in der Regel zu Muskelverkürzung mit nachfolgenden Gelenkproblemen. Ganz anders im asiatischen Bereich: Techniken, wie etwa Tai-Chi und Qigong, zielen gleichzeitig mit der Kräftigung der Muskeln immer auch auf den Erhalt ihrer Elastizität ab. Bestimmt haben Sie schon Bilder in den Medien gesehen, die ganze Gruppen von Mitarbeitern einer Firma oder Menschen im Park bei der Ausübung dieser Techniken zeigen.

Ich möchte in der Folge näher auf die positiven Auswirkungen solcher Entspannungstechniken eingehen. Durch die Erfahrungen meiner Frau Birgit mit der von ihr entwickelten Entspannungsmethode »WellRelax« wurde auch mir bewusst, wie wichtig ein gutes Körperbewusstsein beim Dehnen ist.

So ist es für mich ein riesiger Unterschied, ob ich nach einer körperlichen Belastung einen Muskel mit der Schwerkraft oder dem entsprechenden Gegenspieler einfach nur langziehe oder ob ich mich in einen Muskel hineinfühle und liebevoll beobachte, wie gern er wieder weich und entspannt wird.

In Harmonie mit dem Körper zu sein, zu spüren, wie die Energie angenehm fließt, ist meiner Ansicht nach eine Ursache dafür, dass die nachfolgend genannten Entspannungstechniken noch am ehesten eine realistische Chance haben, Muskelverhärtungen dauerhaft wieder zu entspannen.

Das mechanische »Langzerren« von verhärteten Muskeln in den Schmerz hinein, das oft als Vorschlag gemacht wird, ist eher kontraproduktiv. Wenn man sich einmal mit den Stoffwechselvorgängen in einem Muskel nach einer starken Belastung beschäftigt hat, kann man sich sehr leicht vorstellen, dass das nicht wirklich förderlich sein kann.

Ich werte den Schmerz, wenn er auch nicht besonders beliebt ist, als eine sinnvolle Schutzreaktion des Körpers, um Mikrofaser- oder auch größere Risse von Muskelanteilen zu verhindern. Im wahrsten Sinn des Wortes war es sehr anschaulich zu sehen, wie empfindlich ein verkrampfter Muskel ist, als vor einer Weile ein Patient mit einer handtellergroßen Delle in der Oberschenkelmuskulatur zu mir kam. Anteile des großen Oberschenkelmuskels, die sich vorher schon verkrampft und schmerzhaft angefühlt hatten, waren ihm bei einem leichten Sturz einfach abgerissen.

Noch einmal kurz zusammengefasst: Gefühlvolles Dehnen ist eine äußerst wichtige, sinnvolle Prophylaxe gegen Muskelverhärtungen, einfaches »Langzerren« hingegen nicht. Im Fall bereits vorhandener Muskelverhärtungen ist es sogar kontraproduktiv. In diesem Sinne rate ich daher zum Beispiel vom oft gehörten Tipp ab, bei Fersensporn die Wadenmuskulatur bis in den Schmerz hinein zu dehnen; dies ist meist sogar die Hauptursache für lang anhaltende Beschwerden.

3.) Injektionen, Schmerzmittelinfusionen

Schmerzmittel in jeder Form (einschließlich Infusionen) sind sicherlich in akuten Fällen manchmal nötig, da die Intensität von Muskelschmerzen extrem sein kann. Sie wirken natürlich nicht ursächlich, da sie den Muskel nicht direkt entspannen, aber in frischen Fällen gelingt es eventuell, durch »normales Bewegen« unter der Schmerzabschirmung die Verkrampfung aufzulösen. Sehr häufig gelingt aber nicht einmal eine ausreichende Schmerzlinderung.

Der immer häufigere Einsatz von Kortison erfolgt wahrscheinlich aus der Fehlannahme einer Entzündung, er hat bei rein muskulärer Ursache aber keinen Sinn und entsprechend viele Nebenwirkungen. Unbedingt zu vermeiden sind wiederholte

Kortison-Injektionen, da sie lokal die jeweiligen Strukturen massiv schädigen.

Da man bei Injektionen auch Reaktionen auf die entsprechende Substanz oder Infektionen riskiert und sich die Heilungschance auf den »Zufallstreffer« eines Triggerpunkts beschränkt, sind sie im Vergleich zu »Dry Needling« bzw. »Nadeltriggern« kein sehr vorteilhaftes Verfahren. Ein dauerhaftes, gezieltes Entspannen aller Triggerpunkte ist damit kaum möglich.

4.) Entspannungsmethoden

Durch die Erfahrungen meiner Frau Birgit bei ihrer Arbeit als diplomierte Entspannungstrainerin lernte ich, wie wichtig es ist, die Muskeln gut zu pflegen und zu entspannen, was ohne ein gutes Körperbewusstsein jedoch nicht möglich ist.

Das Wiedererlangen der »Muskelsinne« (wie fühlen sich verspannte bzw. entspannte Muskeln an?) und die Suche nach der Botschaft unserer Muskeln, wenn sie sich durch Symptome bemerkbar machen (siehe auch Kapitel 5, »Psychosomatik«), ist für meine Frau eines der wichtigsten Ziele bei der von ihr entwickelten Entspannungsmethode »WellRelax«.

Körperliche Gesundheit lässt sich ganz allgemein auf drei Ebenen positiv beeinflussen: auf der körperlich-stofflichen Ebene, durch unser Energiefeld und auf der geistigen Ebene (eine ausführliche Erklärung dieses Weltbilds finden Sie in meinem Buch: »Parallelwelten«). Meine Frau spricht mit ihrer Entspannungsmethode »WellRelax« alle drei Ebenen an (www.wellrelax-birgitwolf.at). Nachfolgend einige Anmerkungen zu den drei Ebenen.

Die körperlich-stoffliche Ebene
Durch Techniken wie PMR, Body Balance, Yoga, Fünf Tibeter, Atemübungen usw. werden die Muskeln sanft gedehnt und entspannt.

Die PMR (Progressive Muskelentspannung nach Jacobson) zum Beispiel hat einen sehr guten Entspannungseffekt. Muskelgruppen, die nach dieser Methode mehrfach kurzfristig maximal angespannt und sofort darauf entspannt werden, sind danach viel lockerer. Die eintretende körperliche Entspannung hat auch Auswirkungen auf den psychischen Zustand, denn es gibt keine starke Muskelanspannung (außer kurzfristig bei Arbeit und Sport) ohne psychische Anspannung und umgekehrt.

Jacobson ging davon aus, dass ein Zustand der Ruhe bzw. Entspannung am deutlichsten und zuverlässigsten in einer Reduktion des neuromuskulären Tonus sichtbar wird. Umgekehrt postulierte er, dass durch eine Reduktion der muskulären Verspannung auch die Aktivität im zentralen Nervensystem herabgesetzt werden könne. Die Wirkung der PMR beruht natürlich auf regelmäßigem Training, die erreichte Entspannung wird durch kontinuierliches Üben verankert. Nach unserer Erfahrung ist die PMR eine jederzeit einsetzbare Methode für alle, die unter hoher Anspannung leiden.

Positive Auswirkungen hat auch die Body-Balance-Methode. Dabei sollen das Gleichgewicht im Körper und die Beweglichkeit durch Entspannung der Muskulatur wiederhergestellt werden. Einfache Übungen, die vorwiegend unsere »beliebtesten« Verspannungsbereiche ansprechen, wie Nacken, Schulter und Rücken, sind Teil eines jeden Kurses.

Die Atmung spielt natürlich bei all diesen Übungen eine große Rolle. Durch bewusstes Atmen kann man sowohl psychische als auch physische Schlacken abbauen und Blockaden lösen, die zur Anspannung der Muskeln geführt haben.

Die Energieebene – unser »Akku«

Unser Energiefeld ist die Steuerungsebene für den stofflichen Körper, sozusagen der »Akku«. Wenn die Energie blockiert ist, fühlen wir uns nicht fit und gesund, unser körperlich-stofflicher Bereich reagiert mit Symptomen. Durch Qigong und Tai-Chi-Qigong können wir unsere Blockaden auflösen und die Energie wieder ins Gleichgewicht bringen.

Bis heute haben sich viele Varianten von Qigong entwickelt. In »WellRelax« werden bevorzugt Übungen aus den Acht Brokaten und Shaolin Qigong ausgewählt, die sehr gut zum Auflösen von Energieblockaden im Nacken-, Schulter- und Rückenbereich geeignet sind.

Des Weiteren lernt der Körper mit diesen Methoden, wie er sich mit wenig Kraft bewegen kann, Leichtigkeit wird spürbar.

Die geistige Ebene (Die Macht der Gedanken)
Jeder kennt den Einfluss der Gedanken und Gefühle auf seinen Körper (z. B. »Schmetterlinge im Bauch«). Jeder weiß auch, wie schwierig es ist, seine Gedanken einfach abzustellen und im Hier und Jetzt zu sein, denn die Macht der Gedanken im »Gedankenkarussell« ist sehr stark. In »WellRelax« gibt es Übungen, wie zum Beispiel die Zen-Atmung, und auch Meditationen, die dabei helfen, geistige Entspannung zu erreichen. Wenn man eine Zeit lang mit diesen Techniken arbeitet und sie praktiziert und dadurch immer mehr Bewusstsein auf den drei Ebenen erreicht, kann man verstehen, warum es Menschen gibt, die noch im hohen Alter beweglich, fit und geistig gesund sind.

»Es gibt vielleicht kein allgemeineres Heilmittel als Ruhe.« (Edmund Jacobson)

5.) Stoßwellen
Stoßwellen sind meines Erachtens eine Möglichkeit, Muskeltriggerpunkte endgültig aufzulösen. Allerdings sind sie so schmerzhaft, dass es sich lohnt, über Lokalanästhesie nachzudenken. Sie können theoretisch sogar Gewebe schädigen. Vor allem aber ist es entscheidend, dass der Anwender den Triggerpunkt entspannt und nicht den projizierten Schmerz bearbeitet. Die Trefferquote ist allerdings durch die fehlende Rückmeldung deutlich geringer als beim »Nadeltriggern«.

6.) »Dry Needling«

Wie schon in meiner persönlichen Geschichte zu Beginn dieses Buches beschrieben, war die Ausbildung in »Dry Needling« der entscheidende Schritt, mich mit dem Thema Muskeln zu beschäftigen. Dementsprechend bin ich sehr dankbar, dadurch meine eigene Methode entwickelt zu haben, das »Nadeltriggern«. Abgesehen von meinen »kleinen« Verbesserungen, die ich noch ausführen werde, halte ich diese Methode zurzeit für die beste Möglichkeit, Muskeln zu entspannen.

3.7 Beschreibung der Behandlungsmethode »Nadeltriggern«

Meine Variante des »Dry Needling« hat keine nennenswerten Risiken oder Nebenwirkungen. Ich benutze bestimmte sterile, relativ kurze, sehr dünne Einwegnadeln. Wie bei der klassischen Akupunktur ist also ein kleiner blauer Fleck oder ein kleiner Blutstropfen fast die einzige unerwünschte Wirkung. Bei entsprechenden anatomischen Kenntnissen und einer guten Ausbildung kann definitiv nichts passieren.

Die Behandlung läuft folgendermaßen ab: Nachdem ich den Patienten über die Zusammenhänge aufgeklärt habe, suche ich mit seiner Hilfe die entsprechenden Punkte. Eine Bewegungseinschränkung ist dabei ein einfaches Kriterium, das Körpergefühl des Patienten, wo sich etwas zu kurz oder angespannt anfühlt, ein weiteres.

Oft kann man auch mithilfe der Erinnerung des Patienten die Entstehungsgeschichte rekonstruieren. So unterstützt zum Beispiel ein Sportler meine Suche nach dem auslösenden Triggerpunkt für seine Schmerzen unter der Fußsohle, wenn er erzählt, dass er seine Kondition durch Seilhüpfen stärken wollte und dabei einen Überlastungsschmerz entlang des Schienbeins verspürte. Logisch, dass ein Patient, der die Zusammenhänge verstanden hat, mir in der Zusammenarbeit sehr viel besser helfen kann. Das ist einer der Gründe, warum ich so viel Wert auf die Information des Patienten lege.

Wie bereits erwähnt, sind Triggerpunkte mit keinem bildgebenden Verfahren eindeutig darzustellen. Ich suche also die infrage kommende Region mit einem gleichmäßigen, angenehmen Druck ab. In einem empfindlichen Bereich identifiziere ich gemeinsam mit dem Patienten die empfindlichste Stelle. Wenn ich dort mit der Akupunkturnadel (der Durchmesser beträgt nur 0,25 mm) in die Tiefe gehe und den Triggerpunkt treffe, entspannt sich der Muskel. Manchmal gibt es eine regelrechte Entspannungszuckung, einen sogenannten »Local twitch«.

Die deutlich höhere Erfolgsquote meiner Technik gegenüber der damals erlernten Methode resultiert daraus, dass ich nicht nur einmal in einen identifizierten Triggerpunkt steche, sondern mit bestimmten Nadeln in der Tiefe eine charakteristische Rückmeldung suche. Ich arbeite »flächig« statt punktuell, da erst nach der Entspannung aller verkürzten Muskelanteile vollständige Symptomfreiheit eintritt. Dazu führe ich jeweils die Nadel in der Tiefe in verschiedene Richtungen, ohne zwischendurch herauszugehen. Genau genommen müsste ich in vielen Fällen also eher von einer Triggerfläche als von einem Triggerpunkt sprechen.

Im Gegensatz zu entspannten Muskelregionen, durch die die feine Nadel widerstandslos wie durch Butter gleitet, »rupft« ein Triggerpunkt wie ein alter Radiergummi. Um den Patienten möglichst wenig zu piksen, suche ich also in der Tiefe dieses charakteristische »Rupfen« und ziehe die Nadel wieder heraus, wenn ich es gefunden habe. Ich weiß dann, dass ich einen verhärteten Muskelbereich getroffen und mit größter Wahrscheinlichkeit entspannt habe.

Wie oft dieses Vorgehen zu wiederholen ist, um das Beschwerdebild zu lindern, hängt einerseits von der Anzahl der vorhandenen Punkte ab. Das Spektrum reicht von Patienten, die durch einen Triggerpunkt zwanzig Jahre lang Kopfschmerzen zu erleiden hatten, bis zu solchen mit Muskelregionen, die sich wie ein Holzbrett anfühlen. Sollten viele Triggerpunkte vorhanden sein, ist es nötig, nach der »Zwiebeltechnik« Schicht für Schicht der

Muskelverhärtungen zu entspannen, bis alle (auch die sekundären) aufgelöst sind. Der Körper meldet dabei die schmerzhaftesten Triggerpunkte zuerst.

Andererseits sind die Schmerzempfindlichkeit und die gesamte Konstitution des Patienten und vor allem der Zustand seiner Muskulatur zu berücksichtigen. Bei der sehr seltenen akuten Verkrampfung ganzer Muskelpartien ist es eine Gratwanderung, entscheidende Punkte zu entspannen, ohne zusätzliche Irritationen zu schaffen. Ich gehe dann entsprechend behutsam vor, entspanne nur wenige Punkte pro Tag und versuche durch ergänzende klassische Akupunktur die Situation zu beruhigen.

Wenn sich ein Triggerpunkt durch das Anpiksen aus seiner Dauerverkrampfung gelöst hat, kann endlich wieder mehr Blut hineinfließen. Die Kristalle und Verklebungen werden aufgelöst (was als echter Heilungsprozess zu interpretieren ist) und die Stelle fühlt sich wie ein schwerer Muskelkater an. Dies dauert in der Regel ein bis drei Tage und ist der einzige »Preis«, den Sie für die Heilung zu bezahlen haben.

Die Reaktion auf das Entspannen eines Triggerpunkts ist oft sofort zu fühlen – in Form von Beschwerdefreiheit. Die Beweglichkeit ist wieder da, der projizierte Schmerz verschwunden. Nur der Muskelkater hält noch an. Der Patient kann jetzt sein normales Bewegungsmuster langsam wieder in Besitz nehmen.

Zusätzlich zu Triggerpunkten, die man in der ersten Behandlung noch nicht erwischt hat, können weitere Punkte auftauchen, die der Patient aufgrund der Schonhaltung oder Bewegungseinschränkung zuvor noch nicht hat spüren können. Diese Punkte sind Ziel der nächsten Behandlung. Schicht für Schicht geht es so weiter, sehr häufig bis zur völligen Beschwerdefreiheit. Diese ist im Durchschnitt in zwei bis drei Behandlungen zu erreichen.

Eine seltenere Variante des Heilungsverlaufs kann auch sein, dass die Verbesserung langsam und kontinuierlich eintritt, da durch die freiere Beweglichkeit ganze Muskelgruppen wieder besser durchblutet werden. Manchmal verschwindet das Symptom erst nach einer Phase von Schwankungen mit kurzzeitigem Wiederaufflackern.

Entscheidend für den mehrheitlich dauerhaften Erfolg ist meines Erachtens, wirklich alle der oft zahlreichen Punkte zu entspannen.

Ich freue mich immer wieder, wenn ich miterlebe, dass Patienten ihre alte Beweglichkeit zurückerlangen, schmerzfrei sind und ein neues Körpergefühl spüren. Eine Patientin hat dies nach elf Jahren mit Schmerzen und Bewegungseinschränkungen im Schulterbereich folgendermaßen formuliert: »Ich habe meine Schultern wieder neu entdeckt.«

Speziell bei der Auflösung von Triggerpunkten im Nackenbereich erlebe ich neben der Beseitigung von Kopfschmerzen, Schwindel usw. oft noch weitere faszinierende Phänomene. Dass die Patienten sich plötzlich wieder besser konzentrieren können, schärfer sehen, das »Wattegefühl« im Kopf verschwindet und Ähnliches, könnte man vielleicht mit dem verbesserten Blutdurchfluss zum Kopf erklären. In meinen Augen löst sich aber auch sofort ein Energiestau durch Entspannung der Nackenmuskulatur, denn all diese Veränderungen passieren in der Regel innerhalb von wenigen Minuten. Die verbesserte Durchblutung kommt dann sicher später hinzu.

Manchmal kommt es auch zu heftigen emotionalen Reaktionen. So habe ich es diverse Male erlebt, dass Patienten nach dem ersten Piksen in einen minutenlangen Weinkrampf gefallen sind. Wenn das System bereit ist, erfolgt bei sensiblen Patienten in so einem Moment auch die Aufarbeitung von Emotionen, die irgendwann einmal zur Verhärtung des Muskels geführt haben.

Umgekehrt sind ungelöste emotionale Belastungen ein Haupthindernis für die Heilung. Die Unfähigkeit, sie in diesem Moment loszulassen, oder ein baldiges Neuverspannen der Muskulatur durch ungelöste Probleme sind für mich die Hauptursachen für ein Therapieversagen.

Weitere Ursachen dafür liegen auch in der Tatsache, dass das ganze Verfahren letztendlich ein Suchspiel ist. Da die Triggerwirkung ja nicht identisch mit dem auslösenden Triggerpunkt ist, ist es in manchen Fällen einfach schwierig, ihn zu finden und aufzulösen.

Wenn zum Beispiel nach Auflösen der Triggerpunkte in der Wade noch nicht alle Symptome im Fuß verschwunden sind, muss man auch noch den Oberschenkel kontrollieren. Aus Sicht des Therapeuten ist es daher ein eher zeitaufwendiges Verfahren. Aus Sicht des Patienten, der sonst ganze Serien von Therapien über sich ergehen lassen müsste, ist es ein sehr schnelles.

Einiges an Erfahrung und die Intuition des Therapeuten sind bei der Lokalisierung von Triggerpunkten sicherlich hilfreich. Im Fall von vorhandenen Blockaden oder Problemen beim Patienten ist die Bearbeitung derselben auf einer anderen Ebene notwendige Voraussetzung, um eine endgültige Lockerung der Muskeln erreichen zu können. Einige gute Verfahren dazu werden an anderer Stelle beschrieben.

Selbstverständlich sollten auch die auslösenden Ursachen (siehe Kapitel »Die Entstehung von Muskeltriggerpunkten«) beseitigt werden, um ein Wiederauftreten zu verhindern.

Nach der Behandlung sollte der Patient alles tun, was an der behandelten Stelle die Durchblutung verbessert (unbedingt lokale Tiefenwärme) und entspannt. Normales Bewegen fördert das Wiedererlernen des natürlichen Bewegungsrhythmus.

Zu vermeiden sind außergewöhnliche Belastungen, welche die Muskulatur (durch Schonhaltung inzwischen meist untrainiert) wieder neu verspannen könnten. Hier ist langsames Aufbautraining gefragt.

Eine Schonhaltung nach der Behandlung würde durch die oft unbewusst damit verbundene hohe Anspannung eher ein Wiederverkrampfen fördern. In der Zeit zwischen den einzelnen Behandlungen sollten Bewegungen, die über die Schmerzgrenze gehen, aus dem gleichen Grund vermieden werden.

Von der stofflichen Seite empfehle ich die Einnahme eines guten, bioverfügbaren Magnesiumprodukts (400 bis 500 mg pro Tag) und konsequentes Entsäuern mit einer guten, bioverfügbaren Basenmischung. Meine Empfehlung: »Sango Calcium« (siehe Kapitel 4, »Milieuoptimierung«), eine wirklich bioverfügbare Basenmischung mit zellgängigem Magnesium, Calcium und weiteren 70 Spurenelementen.

Viele Pharmaprodukte machen eher Durchfall, als die Muskeln effektiv mit Magnesium zu versorgen. Ich selbst gebe jedem Patienten Schüßler-Salz Nr. 7 (Magnesium phosphoricum) und eventuell auch Nr. 2 (Calcium phosphoricum) zur Unterstützung der Ausheilung des ein- bis dreitägigen »Muskelkaters« mit auf den Weg.

Falls der Patient Entspannungstechniken beherrscht, sind diese natürlich eine sinnvolle Ergänzung.

Kurz zusammengefasst: Alles, was die Muskeln entspannt, durchblutet und sie an ihre alte Beweglichkeit »erinnert«, ist gut.

3.8 Patientenbeispiele und Behandlungserfolge

Ich werde mich in diesem Kapitel nicht mit Routinevorgängen beschäftigen, wie dem Aufheben von Kopfschmerzen durch Entspannung der entsprechenden Nackenmuskulatur – dies ergibt sich bereits aus den Kommentaren zu den Beispielbildern. Ich möchte vielmehr durch besonders markante Beispiele aufzeigen, dass es sich immer lohnt, an Muskeln als mögliche Ursache von Schmerzen zu denken. Die Nachhaltigkeit der Erfolge bei den hier angeführten Patientenbeispielen habe ich in fast allen Fällen überprüfen können.

Narbenschmerzen

Eine 76-jährige Patientin hatte nach einer ansonsten gelungenen Implantation eines neuen Hüftgelenks starke Schmerzen im Bereich des Hüftgelenks. Trotz mehrfacher Kontrolle des Operationsergebnisses konnte keine Ursache dafür gefunden werden.

Meine Untersuchung ergab, dass die Muskulatur um die Operationsnarbe herum total hart und verklebt war. Möglicherweise war dies bereits vor der Operation der Fall gewesen, oder die Verhärtung ist durch Traumatisierung während der Operation oder Nachbehandlung entstanden.

Eine Verklebung von Muskelanteilen in der frischen Operationsnarbe ist ebenfalls als wahrscheinlich anzunehmen. Erfreulicherweise ist die Klärung solcher Zusammenhänge bei meiner Methode nicht erforderlich. Durch Entspannen der Muskulatur um die Operationsnarbe herum wurde die Patientin völlig beschwerdefrei.

Spinalkanalstenose

Ein 65-jähriger Patient litt seit eineinhalb Jahren unter sehr starken Kopfschmerzen und Nackenverspannungen. Er konnte nachts kaum eine gute Liegeposition finden und hatte auch bereits verschiedene Kopfkissen ausprobiert. Durch ein CT wurde eine Spinalkanalstenose diagnostiziert, das heißt, das Durchtrittsloch des Rückenmarks durch die Halswirbel war angeblich zu eng. Der Vorschlag, das Loch operativ zu weiten, erschien ihm wegen des hohen Risikos unakzeptabel.

Mit zwei »Nadeltrigger«-Behandlungen zur Entspannung seiner Nackenmuskulatur wurde der Mann dauerhaft beschwerdefrei. Dies ist für mich ein gutes Beispiel dafür, dass simples mechanisches Denken, das ja oft auch wirklich plausibel klingt, nicht immer zielführend ist.

Ich fand es sehr amüsant, dass der Patient schon vor der Behandlung eine ebenfalls mechanische andere Sichtweise mit in Betracht gezogen hatte. Er fragte sich nämlich, wieso sein Rückenmark denn 65 Jahre lang hatte hineinpassen können. Wie auch immer, es passt jetzt wieder hinein, er ist seit mehr als einem Jahr vollkommen beschwerdefrei.

Augenlidzucken

Eine 33-jährige Patientin hatte ihre krebskranke Mutter liebevoll bis zu deren Tod gepflegt. Sie kam danach zu mir, um die in der schweren Lebensphase angesammelten Nackenverspannungen samt Kopfschmerzen auflösen zu lassen. Ihre zweite Bitte war, das unerträgliche Zucken des linken Augenlids, das sie seit drei Wochen plagte, ebenfalls zu behandeln.

Da sie beim ersten Behandlungstermin relativ wenig Zeit mitgebracht hatte, schlug ich ihr vor, zuerst die Nackenverspannungen aufzulösen und beim nächsten Termin mit einer Serie Akupunktur die Behandlung des Augenlidzuckens zu beginnen.
Als sie einige Tage später zum zweiten Behandlungstermin erschien, berichtete sie mir, dass das Zucken bereits nach der ersten Behandlung verschwunden war. Ein schöner Begleiterfolg.

Ohnmacht

Eine 75-jährige Patientin kam nach einer dreiwöchigen Leidensgeschichte zu mir. Sie berichtete mir, dass sie in dieser Zeit mehrfach spontan in Ohnmacht gefallen war. Etwa zwei bis drei Mal am Tag sei sie ohne erklärliche Ursache einfach umgefallen, wo immer sie gerade war. Zwei Wochen Aufenthalt in zwei verschiedenen Kliniken hatten keinerlei auffällige Ergebnisse gebracht. Sie war eigentlich altersentsprechend kerngesund. Einziger verbliebener Vorschlag: Operation der Halswirbelsäule.

Die häufigste Ursache für Schwindel liegt für mich, wie erwähnt, in einer verspannten Nackenmuskulatur. Einen solchen krassen Fall wie bei dieser Patientin hatte ich allerdings bis dahin selbst noch nicht erlebt. Ich beschloss für mich, diese Ohnmachtsanfälle als eine besonders schwere Form von Schwindel zu betrachten, und entspannte ihre Nackenmuskulatur.

Die Patientin ist seitdem nicht wieder in Ohnmacht gefallen. Sie kommt jetzt, wenn sie spürt, dass sich ihre Nackenmuskulatur langsam wieder verhärtet und leichter Schwindel eintritt, vorsichtshalber beziehungsweise vorbeugend alle paar Monate in meine Ordination, um den Nacken entspannen zu lassen.

Gangunsicherheit

Ich betreue seit einigen Jahren einen mittlerweile 89-jährigen Patienten. Er ist sehr gesundheitsbewusst und trainiert nach dem Motto »Wer rastet, der rostet« noch täglich, um sich seine Reichweite (eine Stunde gehen) zu erhalten. Leider vergisst er gelegentlich die von mir empfohlenen Dehnübungen nach dem Training. Und so passiert es ihm alle paar Wochen, dass sich eine Gangunsicherheit durch Kraftlosigkeit und mangelndes Gefühl in den Füßen einschleicht.

Beides lässt sich auch in diesem hohen Alter durch großflächiges »Nadeltriggern« (wie vorn im Buch beschrieben) der Wadenmuskulatur beheben.

Schlaganfall-Verdacht

Ein älterer Patient, bis dahin gesund und in einem altersentsprechend guten Allgemeinzustand, konnte morgens beim Aufstehen plötzlich sein rechtes Bein nicht mehr fühlen und auch nicht mehr belasten. Beim Versuch, aus dem Bett aufzustehen, knickte das Bein einfach weg.

Seine Frau war in großer Sorge, sie hielt einen Schlaganfall für eine mögliche Ursache. Gott sei Dank ergab sich darauf in der sonstigen Diagnostik keinerlei Hinweis. In der Folge suchte der Mann mich auf. Das Entspannen von markanten Muskeltriggerpunkten in seinem Iliosakralbereich (Kreuzdarmbeingelenk) führte sofort zur völligen Beschwerdefreiheit.

Der Schutzmechanismus »Kraftlosigkeit« war in diesem Fall so extrem ausgeprägt gewesen, dass das Bein bei Belastung total versagte.

Gefühllosigkeit im Fuß

Ein Freund von mir, der meine Methode bereits kannte, ließ sich bei seinem jüngsten Besuch wieder einen Muskeltriggerpunkt in der Schulter beseitigen. Ganz nebenbei erwähnte er seine Befürchtung, dass die Gefühllosigkeit im Bereich beider Vorderfüße mit seinen erst kürzlich entdeckten schlechten Zuckerwerten zusammenhängen könnte. Dies sollte sich nicht bewahrheiten. Bei der näheren Untersuchung stellte ich eine beidseitig komplett verkürzte untere Wadenmuskulatur fest. Nach mehreren Behandlungen war das Gefühl im Vorderfußbereich wieder vorhanden.

Auch dies soll ein Beispiel dafür sein, dass es sich lohnt, über vorgefasste Vorstellungen bei bestimmten Symptomen hinaus doch immer an eine mögliche muskuläre Ursache zu denken!

Kraftlosigkeit in der Hand und Altersschmerz

Ein älteres Ehepaar kam zu mir, weil die Ehefrau seit Kurzem durch eine Kraftlosigkeit im linken Arm bei ihren Hausarbeiten sehr stark eingeschränkt war. Ich bemerkte, dass der Ehemann bei meinen üblichen Erklärungen des Gesamtzusammenhangs von Muskelbeschwerden sehr aufmerksam und gleichzeitig nachdenklich zuhörte.

Nach meinem Vortrag sagte er: »Also, wenn das so ist, brauche ich ja auch nicht mit meinen Beschwerden zu leben. Man hat mir gesagt, dass meine Rückenschmerzen, Knieschmerzen und Schulterschmerzen altersbedingt und nicht behandelbar seien.«

Die beiden Senioren haben sich in vier Behandlungen sozusagen »runderneuern« lassen und sind jetzt weitestgehend schmerzfrei.

Für mich ist die verbreitete Vorstellung, dass es normal ist, wenn im Alter etwas wehtut, eine schlimme Fehlannahme. Der folgende Witz klingt zwar vielleicht lustig, fördert aber fatalerweise eine falsche Vorstellung: »Wenn du über 50 bist und beim Aufstehen tut dir nichts weh, dann bist du tot.«

Muskelfaserriss und Training

Ein junger, aktiver Fußballer litt seit einem Jahr unter einem stechenden Schmerz in der Leistengegend. Diverse Untersuchungen und Therapien brachten keine Heilung. Als wahrscheinlichste Ursache wurde ein Muskelfaserriss angegeben. Es war allerdings keinerlei traumatisches Ereignis vorausgegangen.

Ich konnte mit einer einzigen Behandlung durch Entspannung der sogenannten Adduktorenmuskeln (auf der Innenseite des Oberschenkels) direkt unter dem Leistenband Schmerzfreiheit erreichen.

Dies ist ein typisches Beispiel für Muskelprobleme bei Sportlern. Falsches oder zu heftiges Training oder leichte Traumatisierungen bei der Ausübung des Sports führen häufig zu lang andauernden Muskelbeschwerden, wenn Muskelverhärtungen bei der Therapie nicht als Hauptursache in Erwägung gezogen werden.

Mangelndes Bewusstsein für die Notwendigkeit zu dehnen ist bei Sportlern eine Hauptgrund für die Entstehung von Muskel- bzw. Gelenkproblemen.

Durch falsches Auftrainieren der Muskeln werden diese eben leider auch immer kürzer. Mehr Bewusstsein dafür wäre besonders in Fitnessstudios sehr wünschenswert. Reines Geräte- und Hanteltraining ohne Aufwärmen oder Dehnen ist ein Garant dafür, Muskelprobleme zu bekommen.

Posttraumatische Schmerzen

Eine 35-jährige Mutter hatte sich bei einem Sturz die Kreuzbänder im Knie gerissen. Nach einigem Hin und Her bei der Diagnose hatte sie beschlossen, auf eine operative Wiederherstellung der Bänder zu verzichten. Die Schwellung des Knies ließ sich durch gezielte Physiotherapie und eine Serie Akupunktur schnell abbauen.

Was aber blieb, war eine schmerzhafte Bewegungseinschränkung. Wie so häufig, war diese durch verkürzte Muskeln in Wade und Oberschenkel bedingt. Die Mitbeteiligung von Muskeln bei Brüchen, Bänderrissen, Zerrungen usw. wird häufig übersehen. Ebenso deren Traumatisierung durch Gipse, Verbände und die Überlastung anderer Muskeln in Schonhaltung.

Viele Schmerzen, die lange nach Traumen immer noch vorhanden sind, stammen längst nicht mehr zum Beispiel vom Bruch, sondern von der Muskelbeteiligung, die nicht mitbehandelt wurde.

Die 35-jährige Patientin war nach zwei Behandlungen dauerhaft schmerzfrei.

Zahnschmerzen

Zum Thema Zahnschmerzen eine persönliche Erfahrung: Gegen Ende der Bauphase meines Hauses spürte ich immer öfter Zahnschmerzen im rechten Oberkiefer. Die Handwerker verzögerten den Bau immer weiter, und da wir die alte Wohnung schon gekündigt hatten, war abzusehen, dass wir bald ohne Bleibe dastehen würden.

Nach einer Weile fiel mir auf, dass meine Zahnschmerzen stets im Zusammenhang mit Gedanken über diese Problematik auftauchten. Die Wut über das Verhalten der Handwerker hatte meinen rechten Kaumuskel so verkrampft, dass der dortige Triggerpunkt mir ganz typische Zahnschmerzen bescherte, die übrigens auch auf große Temperaturveränderungen beim Essen und Trinken reagierten. Ich erkläre mir das mit der Tatsache, dass ja nur eine dünne Schleimhaut, die kaum isoliert, zwischen Mundraum und Kaumuskulatur vorhanden ist.

Nach Auflösung des Triggerpunkts waren die »Zahnschmerzen« verschwunden und sind nicht wieder aufgetaucht. Seitdem weiß ich, dass es sich lohnt, an die Kaumuskulatur zu denken, wenn der Zahnarzt nichts finden kann.

Unklare Halsschmerzen

Ein 35-jähriger Patient kam mit einem sehr starken, stechenden Schmerz im vorderen Halsbereich zu mir. Die Schmerzen waren im Verlauf von drei Wochen schlimmer geworden, obwohl er bei verschiedenen Fachkollegen war und bereits einige Therapieversuche hinter sich hatte. Die gängigen Ursachen für Halsschmerzen waren von den Kollegen bereits ausgeschlossen worden, es gab keine Erklärung für seine Schmerzen.

Meine Untersuchung ergab, dass jener Bereich am schmerzhaftesten war, wo Schlüsselbein und Brustbein zusammentreffen. Dies ist auch der Bereich, in dem einer der beiden Muskelbäuche des schrägen Halsdrehers, des sogenannten Musculus sternocleidomastoideus, ansetzt.

Auf meine Frage, ob vor drei Wochen etwas Besonderes in seinem Leben passiert sei, antwortete er, dass sein Chef ihn entlassen hätte. Kurz darauf habe sich auch noch seine Freundin nach einem Streit von ihm getrennt und er habe »so einen Hals« gehabt. Dies ist ein treffendes Beispiel dafür, dass psychosomatische Zusammenhänge oft unbewusst in der Umgangssprache erwähnt werden.
Wenn ich »so einen Hals« habe, spanne ich vor Wut die beiden schrägen Halsdreher an, sodass sie oft schon von außen deutlich sichtbar werden. Einer von beiden hatte sich bei dem Patienten vollkommen verkrampft und an seinem Ansatz am Schlüsselbein einen Triggerpunkt entwickelt. Die Entspannung des Punkts und unser Gespräch brachten ihm dauerhafte Beschwerdefreiheit.

Muskelabriss

Die Bestätigung dafür, dass Schmerz und Kraftlosigkeit der Muskeln durch Triggerpunkte (so ungeliebt sie auch bei Patienten sind) durchaus sinnvolle Schutzmechanismen des Körpers sind, fand ich bei einem 55-jährigen Patienten bestätigt. Er kam zu mir mit chronischen Knieschmerzen bei Belastung, speziell beim Bergabgehen.

Da er die Schmerzen unter der Kniescheibe am Ansatzpunkt der Sehne des großen Oberschenkelmuskels angab, begann ich mit der Untersuchung der Vorderseite des Oberschenkels.

Überraschenderweise fand ich im mittleren Bereich eine handtellergroße Delle und oberhalb davon eine deutlich erhöhte Wulst vor. Der Patient erzählte mir, dass ihm bei einem leichten Sturz vor einigen Jahren ein großer Teil dieses Muskels gerissen war. Er hatte schon einige Tage zuvor unter Schmerzen im Oberschenkel und einer eingeschränkten Beweglichkeit im Knie gelitten.

Dieses Beispiel zeigt deutlich, dass die Anfälligkeit für Risse bei verkrampfter bzw. verhärteter Muskulatur deutlich größer ist. Die seitlichen und tiefer liegenden Anteile des großen Oberschenkelmuskels hatten inzwischen die Funktion des abgerissenen Teils übernommen, sodass er trotz des Risses jahrelang beschwerdefrei war. Durch Entspannung von Triggerpunkten, in diesem Fall in der tiefer liegenden »Ersatzmuskulatur«, konnten seine Schmerzen, wie in den meisten Fällen bei dieser Schmerzlokalisation, dauerhaft behoben werden.

Clusterkopfschmerz

Eine relativ seltene, dafür aber leider extreme Variante des Kopfschmerzes ist der sogenannte Clusterkopfschmerz. Ein 50-jähriger Patient hatte bereits seit einem Jahr an dieser Form gelitten. Er konnte keine Nacht mehr durchschlafen, weil extrem heftige Schmerzattacken ihn etwa im Stundentakt aus dem Schlaf rissen. Da das Ganze im Schnitt fünf Mal pro Nacht passierte, ist mir bis heute unerklärlich, wie er trotzdem sein normales Arbeitspensum hat erledigen können.

Die Therapievarianten bei dieser extremen Form von Kopfschmerz gehen bis zum Legen einer Sonde in das Gehirn. Bis dahin hatte ich noch keinen Patienten mit dieser besonderen Kopfschmerzform behandelt und war nicht sicher, ob das routinemäßige Entspannen der Muskelstränge im Nacken rechts und links von den Dornfortsätzen der Halswirbel erfolgreich sein könnte.

Umso erfreuter war ich, als er bei seinem zweiten Termin eine Woche später berichtete, dass er kein einziges Mal mehr Kopfschmerzen in der Nacht verspürt hatte. Ich habe daraufhin nur noch vorsichtshalber übrig gebliebene härtere Stränge in seiner Nackenmuskulatur entspannt. Auch noch ein Jahr später war er beschwerdefrei.

»Watte im Kopf«

Ein 40-jähriger Patient kam zu mir, um seine Nackenverspannungen behandeln zu lassen. Nebenbei berichtete er mir, dass er Künstler sei und sich zurzeit in einer absoluten Schaffenskrise befinde. Er habe einen lukrativen Auftrag, aber seine normalerweise vorhandene Kreativität sei ihm vollkommen abhandengekommen. Er hätte »Watte im Kopf«, ihm falle nichts mehr ein und er habe keine Vorstellung, wie er den Auftrag erfüllen sollte.

Bei der zweiten Behandlung einige Tage später berichtete er mir, dass er noch am Tag der ersten Behandlung seine gewohnte Kreativität wiedererlangt und bis morgens um vier an dem neuen Auftrag gearbeitet habe.

Dies ist für mich eines der zahllosen Beispiele, dass speziell die Triggerpunkte im Nackenbereich nicht nur Kopfschmerzen, Migräne und Schwindel auslösen, sondern bei sehr vielen Menschen auch ein »Wattegefühl« im Kopf, Schweben, Unkonzentriertheit, Benommenheit und Ähnliches verursachen.

Ein sehr netter, älterer Herr meinte vor der Entspannung seiner Nackenmuskulatur sogar, an Alzheimer erkrankt zu sein, da er so vergesslich geworden war. Auch dies besserte sich durch das »Nadeltriggern«.

Kniescheibenprobleme und Gelenkdeformitäten
Vor Kurzem kam eine 50-jährige Sportlehrerin zu mir, um ihre lästigen Nackenverspannungen behandeln zu lassen. Nach meiner üblichen ausführlichen Erklärung über Muskelzusammenhänge berichtete sie mir, dass sie seit einigen Jahren ihren Beruf nur noch mit viel Schwierigkeiten ausüben könne. Nur durch permanentes Tapen könne sie verhindern, dass ihre rechte Kniescheibe immer wieder aus ihrer Position springt.
Vor etwa zehn Jahren habe sie eine Knieoperation über sich ergehen lassen müssen, nach der sie noch sehr lange mit Beschwerden zu kämpfen hatte. Monatelange Reha-Maßnahmen mit Auftrainieren der Oberschenkelmuskulatur hatten dann endlich zu einer relativen Beschwerdefreiheit geführt.

Die Muskulatur auf der Innenseite des Oberschenkels sei aber trotz des Trainings immer wieder gefährdet, sagte sie, weil sie ihr im Vergleich zur sehr stark ausgeprägten Muskulatur auf der Außenseite zu schwach erschien. Dies sei vermutlich die Ursache dafür, dass die Kniescheibe immer wieder nach außen herausspringt. Sie müsse deshalb ständig die Muskulatur auf der Innenseite trainieren und unter der Kniescheibe tapen, um dieses Problem halbwegs im Griff zu behalten.

Bei der Untersuchung der Oberschenkelmuskulatur stellte ich fest, dass die Muskeln außen über der Kniescheibe deutlich gewölbt, auf der Innenseite hingegen normal ausgeprägt waren. Durch leichten Druck ließ sich ganz einfach feststellen, dass die erhöhte Muskulatur extrem druckschmerzhaft war und mehrere Triggerpunkte enthielt. Ich vermutete, dass nicht die »schwache« Muskulatur auf der Innenseite, sondern die verkrampfte auf der Außenseite die wirkliche Ursache für das Herausgleiten der Kniescheibe war. Nach der Entspannung aller Triggerpunkte blieb die Kniescheibe dauerhaft in ihrer Position.

Diese Erfahrung erinnerte mich wieder an Überlegungen, die ich schon öfter zum Thema Gelenkdeformitäten angestellt hatte. Es ist ja durchaus wahrscheinlich, dass zum Beispiel ein Hallux valgus, also ein schief stehender Großzeh, durch einseitige Verkürzung von Fuß- oder Wadenmuskulatur auf Dauer aus seiner geraden Position gezogen wird. Einige Leserinnen meines Buches mit einem beginnenden Hallux valgus haben mich darauf angesprochen und um Untersuchung ihrer Wadenmuskulatur gebeten. Bei den meisten habe ich durchaus passende Muskelverkürzungen gefunden und entspannt.

Denkbar ist für mich auch eine endgültige Verformung von festen Strukturen, wie zum Beispiel ein Buckel, nach der entsprechenden Dauer der mechanischen Belastung.

Leider muss ich Ihnen, liebe Leser, an dieser Stelle den Beweis für die Richtigkeit meiner Überlegungen schuldig bleiben. Ich weiß nicht sicher, ob das Ausbleiben einer weiteren Verschlechterung durch die Entspannung der Wadenmuskulatur mittels Nadeltriggern erfolgt ist, ich gehe aber davon aus. Sie sehen, für mich ist es auch nach fast zwanzig Jahren Arbeit mit Muskeln immer noch spannend, solche Zusammenhänge zu erkennen. Mit entsprechenden Studien ließe sich so etwas ganz sicher klären.

Hautkribbeln

Eine 40-jährige Patientin litt an einem unerträglichen Kribbeln an bestimmten Stellen der Kopfhaut. Weder Haut- noch Nervenärzte, die die Patientin konsultiert hatte, konnten die Ursache finden und Abhilfe schaffen. Da viele vermeintlich neurologische Phänomene an den Extremitäten von Muskeln verursacht werden, machte ich mich auf die Suche nach Triggerpunkten in der Halsregion.

Die Behandlung war erfolgreich. Nach der Entspannung von zwei kleinen, druckschmerzhaften Knoten im seitlichen Halsbereich hinter dem schrägen Halsdreher war das Kribbeln dauerhaft verschwunden.

Nadelangst

Nachfolgend ein Beispiel dafür, dass die Arbeit mit Nadeln manchmal auch ein bisschen komplizierter sein kann. Eine 44-jährige Patientin hatte gehört, dass ich bei Migräne schon oft hatte helfen können.

Sie berichtete mir, dass sie extreme Angst vor Nadeln habe und als Kind sogar schon einmal einen Arzt gebissen hatte. Sie wollte wissen, ob ich irgendeine andere Möglichkeit sehe, als ihre Nackenmuskulatur mit Nadeln zu entspannen.

Eine so tiefe, derart verhärtete Nackenmuskulatur, wie es bei dieser Patientin der Fall war, ist meiner Meinung nach dauerhaft mit anderen Verfahren nicht zu entspannen. Also einigten wir uns darauf, mit drei vorsichtigen Piksern einen Therapieversuch zu machen. Einige Tage später erlaubte sie mir drei weitere Pikser, da sie eine Erleichterung, aber noch keine endgültige Besserung verspürte. Nach einem allerletzten Pikser bei ihrem dritten Besuch war die Migräne dauerhaft verschwunden.

Wirbelfehlposition

Ein weiteres Beispiel für einen komplizierteren Heilungsverlauf betrifft eine 45-jährige Patientin. Sie kam zu mir, um ihre Nackenverspannungen mit resultierendem Benommenheitsgefühl im Kopf behandeln zu lassen.

Das in den meisten Fällen völlig ausreichende Entspannen der Nackenmuskulaturansätze am Hinterkopf rechts und links neben den Dornfortsätzen der Halswirbel und zusätzlich der Muskulatur oben auf den Schultern führte bei dieser Patientin jeweils nur zu einer kurzzeitigen Entlastung.

Nachdem ich ein häufiges Heilungshindernis – relativ schnelles Neuverspannen durch weiterhin vorhandene Stressfaktoren – hinterfragt und ausgeschlossen hatte, machte ich mich auf die Suche nach einem anderen Auslöser. Im Bereich der oberen Brustwirbelsäule entdeckte ich eine leichte Verschiebung eines Wirbels zur Seite und eine extrem druckschmerzhafte Muskulatur beidseits direkt neben diesem Wirbel.

Die sehr tief liegende Stell- und Haltemuskulatur ganz nah bei den Wirbeln (sogenannte autochthone Muskulatur), die sich unter dem langen Rückenstrecker befindet, ebenso wie sehr verkürzte Anteile dort selbst sind meiner Meinung nach häufig die Verursacher von Wirbelfehlpositionen. Diese können wiederum zu Muskelverkrampfungen in anderen Bereichen führen.

Ich glaube nicht, dass Wirbel sich »einfach so« verschieben, sondern dass meist eine Verkrampfung von Muskulatur dahintersteckt Auf jeden Fall ist eine Repositionierung solcher Wirbel durch zum Beispiel die Dorn-Breuss-Methode oder Osteopathie nur nach Entspannung der Muskulatur sinnvoll. Andernfalls ist ein erneutes Herausziehen des Wirbels zu befürchten.

Im konkreten Fall der 45-jährigen Patientin war das relativ schnelle Wiederverspannen der Nacken- und Schultermuskulatur damit beendet.

Akute Verkrampfung ganzer Körperregionen

Bei einem 50-jährigen Patienten war es in einer psychischen Krise zu einer flächigen Verkrampfung der Muskulatur im Schulter- und oberen Brustbereich gekommen. Das Stechen in der Brust war so stark, dass er kaum durchatmen konnte. Er war an ein altes Kindheitstrauma angedockt und wieder völlig »in die Starre« gegangen. Bei einer derart heftigen Verkrampfung kann man als Therapeut nicht mehr alle Muskeln entspannen. Ich untersuchte ganz vorsichtig die Muskulatur auf die empfindlichsten Stellen und versuchte dem Patienten mit ganz wenigen Piksern nur eine Erleichterung zu verschaffen, damit er wenigstens wieder durchatmen konnte. Dies gelang mir durch Entspannung von drei Triggerpunkten zwischen den Schulterblättern.

Die Lösung einer derart eskalierten Gesamtsituation erfordert anschließende Akupunktur und vorsichtiges Auflösen weiterer Triggerpunkte über die nächsten Tage. Sehr hilfreich sind auch Basenbäder. In solchen hartnäckigen Fällen ist auch oft der Einsatz von Schmerzmitteln zusätzlich nötig. Diese sollten aber weniger eine entzündungshemmende (antiphlogistisch) als muskelentspannende Wirkung haben, da es sich ja nicht um einen Entzündungsschmerz handelt.

Sprunggelenkversteifung?

Eine 60-jährige Patientin, die ihre Rückenschmerzen behandeln lassen wollte, ließ sich mit dem Taxi direkt vor meine Praxis bringen und auch wieder abholen. Schon auf den wenigen Metern Gehstrecke, die sie zurücklegte, war ein zweites Problem unübersehbar. Auf meinen fragenden Blick hin offenbarte sie mir, dass sie kurz vor der Versteifung ihres Sprunggelenks stand.

Vor dreißig Jahren hatte sie beim Skifahren einen Unterschenkeldrehbruch erlitten, der mit allerlei Metall versorgt werden musste. Nachdem der Fuß schief angewachsen war, hatte man den Unterschenkel erneut gebrochen, und das Endresultat war katastrophal: ein steifes Sprunggelenk, das so schmerzte, dass ihre maximale Gehstrecke nur wenige Meter waren. Spezialschuhe, Einlagen und sämtliche Therapieversuche hatten an diesem Zustand nichts verändert. Der einzig verbliebene Therapievorschlag war die Versteifung des Sprunggelenks.

Bei der Untersuchung ihrer unteren Wadenmuskulatur fand ich einen »Klumpen« vor, der sich zäher anfühlte als dickes Leder. Von einzelnen Muskelsträngen keine Spur. Ich muss gestehen, dass ich selbst nicht allzu viel Hoffnung hatte, da ich so einen Fall vorher noch nicht behandelt hatte. Aber vielleicht ließe sich wenigstens eine Schmerzlinderung erreichen, die die Versteifung vermeiden könnte. Also schlug ich einen Therapieversuch vor. Da, wie gesagt, einzelne Stränge gar nicht zu identifizieren waren, pikste ich mehrfach in den harten »Klumpen« und war total erstaunt, dass sich spontan eine deutlich verbesserte Beweglichkeit einstellte. Die ebenso erstaunte Patientin wollte darauf unbedingt weitermachen.

In zehn Behandlungen habe ich begleitend zu ihren Gehübungen ohne Einlagen und schließlich mit normalen Schuhen jeweils die Muskeln in Unter- und Oberschenkel entspannt, die ihr als zu kurz oder schmerzhaft aufgefallen waren.

Die Patientin kann heute schmerzfrei in normalen Straßenschuhen gehen und sogar die einzelnen Zehen relativ gut bewegen.

Das Behandlungsergebnis war so unglaublich, dass ich lange überlegt habe, ob ich diesen Fall in den Patientenbeispielen überhaupt erwähnen sollte. Da ich kurz danach bei einem Dachdecker einen ähnlichen Erfolg hatte, habe ich mich doch dazu entschlossen. Die Sprunggelenke des Mannes sollten ebenfalls versteift werden, nachdem er sich diese beim Sturz von einem Dach komplett zertrümmert hatte.

Blasenentzündung

Eine etwa 55-jährige Patientin, die wegen Knieschmerzen zu mir kam, fragte mich während der Behandlung, ob ich ihr auch bei einem anderen Problem helfen könnte. Sie erzählte mir von ihren immer wiederkehrenden Blasenentzündungen. Alle denkbaren Untersuchungen hatten nicht zu einer Erklärung geführt, warum sie mindestens einmal pro Monat eine so schwere Entzündung bekam, dass sie um eine Antibiotikatherapie nicht herumkam. Zusammen mit den Nebenwirkungen der Medikamente belastete sie die Situation sehr.

Zufällig hatte ich bei einer Kopfschmerz-Patientin, die zuvor bei mir gewesen war, gerade mein »Sprüchlein« aufgesagt, dass es sich ja um die Auflösung eines Energiestaus handeln müsse, wenn der Kopfschmerz nach Auflösung der typischen Knoten im Nacken innerhalb von wenigen Minuten verschwindet.

In dem Moment schoss mir die Idee in den Kopf, dass die Empfindlichkeit für Blasenentzündungen ja vielleicht auch durch den schlechten Energiefluss in der betreffenden Körperregion verursacht sein könnte. Ich erzählte der Patientin davon und schlug ihr vor, die Muskulatur an der Kante vom Kreuzbein und hinter dem Kreuzbein (kann man durch die Löcher im Kreuzbein ebenfalls behandeln) zu entspannen. Sie war sofort einverstanden.

Da die Muskulatur dort sehr hart war, wartete ich gespannt auf ihre Rückmeldung. Endresultat: Innerhalb des nächsten Jahres hatte die Patientin nur noch eine leichte Blasenentzündung, die sie mit Tee in den Griff bekam.

Scheidenschmerzen

Eine etwa 40-jährige Patientin berichtete mir sehr deprimiert, dass sie seit rund sechs Jahren nicht mehr mit ihrem Mann schlafen könne, da sie dabei sehr starke Schmerzen hätte. Für eine ansonsten sehr harmonische Ehe natürlich eine sehr frustrierende Belastung. Alle gynäkologischen Untersuchungen verliefen ergebnislos.

Ärgerlicherweise hatte sich neben der so häufigen, wenig hilfreichen Aussage: »Damit müssen sie wohl leben« auch noch ein Kollege zu der anmaßenden Vermutung verstiegen, dass es sich bei ihr wohl um eine eingebildete Kranke handeln müsse, da ja objektiv einfach nichts zu finden war. Nicht untypisch für Kollegen, die sich mit Muskeln noch nie befasst haben.

Bei der Untersuchung der sogenannten Adduktorenmuskeln (ganz innen unter dem Leistenband) fand ich beiderseits stahlharte Muskelstränge. Bis dahin kannte ich diese nur als Auslöser von tiefen Schmerzen beim Sitzen oder dumpfen Unterbauchschmerzen. Nach der Entspannung war Gott sei Dank auch dieser Teil des Familienlebens wieder problemlos möglich.

Phantomschmerz

Das folgende Beispiel ist in keiner Weise repräsentativ, da ich bisher nur einen Patienten mit diesem Gesundheitsproblem behandelt habe. Weil Phantomschmerzen für die Betroffenen aber oft viel Leid bedeuten, hoffe ich dazu beizutragen, die Ursache endgültig zu klären. Soweit ich weiß, gibt es keine schulmedizinische Erklärung dafür. Phantomschmerz bedeutet, dass Patienten, die zum Beispiel ein Bein verloren haben, Schmerzen in dem nicht mehr vorhandenen Körperteil verspüren. Als ich kürzlich von einem solchen Fall hörte, kam mir plötzlich die Frage in den Sinn, ob die Fernwirkung von Triggerpunkten auf der Pobacke, die häufig einen Schmerz bis zum Fuß hinunter projizieren, möglicherweise auch hier die Ursache ist. Anders ausgedrückt: Braucht es ein »echtes« Bein für die Schmerzausstrahlung?

Ich bestellte den Patienten ein und schlug vor, die Muskulatur an der Kante vom Kreuzbein zu untersuchen. Nachdem er damit einverstanden war, fand ich die typischen Punkte und entspannte sie. Nach der ersten Behandlung empfand er eine deutliche Erleichterung und konnte seit langer Zeit endlich wieder schmerzfrei schlafen. Derart ermutigt entspannten wir in der zweiten Sitzung weitere Triggerpunkte. Er rief mich daraufhin an und berichtete, dass er komplett beschwerdefrei sei.

Ich hoffe, in nächster Zeit weiteren Phantomschmerz-Patienten helfen zu können, und ich wünsche mir, die Ursache dafür gefunden zu haben.

Herzprobleme und andere innere Organe

Ein guter Freund war wieder einmal zu Besuch. Er kombiniert gerne Wander- und Skiurlaube mit einem Entspannungscheck seiner Muskeln. Diesmal spürte er einen Druck in der linken Brust, den er aber nicht als bedrohlich empfand, weil er vermutete, wiederum einen Triggerpunkt am Innenrand des linken Schulterblatts zu haben. Zudem hatte er leichte Herzrhythmusstörungen, die er bereits gelegentlich registriert hatte, die ihn aber nicht besonders beunruhigten. Wie bei vielen Menschen traten sie gelegentlich auf und verschwanden auch wieder.

Diesmal registrierte der Freund aber ganz erstaunt, dass die Herzrhythmusstörungen in dem Moment verschwanden, als die Triggerpunkte in seinem Rücken entspannt waren und wie gewohnt der Druck in der Brust verschwand.
Nun wurde ich hellhörig. Dass Druckschmerz vorn in der Brust und Atembeklemmung verschwinden, wenn man den typischen Knoten im Rücken links auf Herzebene entspannt, war für mich inzwischen normal. Dass aber möglicherweise ein Zusammenhang zur Herzfunktion bestehen könnte, hätte ich selbst zu diesem Zeitpunkt nicht erwartet.

Mir fiel ein, dass schon mehrere Patienten berichtet hatten, dass zum Beispiel Blähungen oder auch starke Schmerzen im Oberbauch mit dem Entspannen der Muskeln auf der Ebene im Rücken verschwunden waren.

Natürlich erzählte ich von diesem Vorfall im Seminar, das ich zufällig am darauffolgenden Wochenende hielt. Ein Kollege fand das so spannend, dass er in den Tagen nach dem Seminar einen Patienten mit Herzrhythmusstörungen zu sich in seine Praxis einlud, ein EKG anfertigte, dann die Muskelknoten im Rücken entspannte und mit einem weiteren EKG belegen konnte, dass die Rhythmusstörungen verschwunden waren.

Mit diesem Beispiel will ich keinesfalls behaupten, dass alle Herzrhythmusstörungen oder andere internistische Probleme von Muskelverhärtungen auf dem Rücken verursacht werden. Offensichtlich gibt es aber zumindest gelegentlich Zusammenhänge zwischen Muskelverhärtungen und inneren Organen. Ein weiterer Bereich also, in dem eventuell mehr Heilungspotenzial steckt. Auf jeden Fall, so finde ich, sind sehr viele Herzuntersuchungen bei Druckschmerz in der Brust überflüssig.

Patienten, bei denen sonst keinerlei Risikofaktoren vorliegen, würde ein Abtasten der Rückenmuskulatur auf Herzebene und ein nachfolgendes Entspannen extrem viel Stress ersparen – und dem Gesundheitssystem bzw. der Gesellschaft unnötige Kosten.

Atemnot

Ein etwa 55-jähriger Patient kam direkt nach der Entlassung aus dem Krankenhaus zu mir. Er war dort mehrere Wochen zur Abklärung seiner extremen Atemnot gewesen. Sie war so schlimm, dass er zum Beispiel nur halb aufrecht sitzend schlafen konnte. Alle bisherigen Untersuchungen brachten nur den Ausschluss der typischen Ursachen, aber keine Erklärung für sein Problem.

Ein beklemmendes Gefühl in der Brust oder eine leichte Behinderung beim Durchatmen kannte ich schon als typische Auswirkungen von Muskelverhärtungen im Brustbereich, insbesondere zwischen den Schulterblättern. Einen derart krassen Ausprägungsgrad hatte ich allerdings noch nie erlebt. Ich war deshalb sehr gespannt, ob sie auch in diesem Fall die Ursache waren. Nachdem ich eine große Fläche bretthartar Muskeln entspannt hatte, konnte der Mann wieder frei durchatmen.

Kurz danach besuchte mich eine ältere Dame, deren Problematik mir endgültig die Bedeutung der Atemhilfsmuskulatur klarmachte. Obwohl ihr Herz laut Untersuchungen kerngesund war, war sie zu kurzatmig, um auch nur kleine Anstiege ohne Pausen bewältigen zu können.

Atmen ist kein aktiver Prozess der Lunge. Durch das Anheben des Brustkorbs entsteht ein Unterdruck, durch den sich die Lunge passiv mit Luft füllt. Klar, dass das nicht gut funktionieren kann, wenn die Atemhilfsmuskulatur verkürzt ist. Denken Sie bei ähnlichen Atemproblemen also immer auch an die Muskeln!

Venenprobleme
Während ich die Rückenschmerzen einer 52-jährigen Patientin behandelte, stellte sie mir die Frage, ob ich ein Stripping ihrer problematischen Venen befürworten würde. Nachdem ich ihr ganz allgemein meine ablehnende Einstellung zu dieser Methode erklärt hatte – in den allermeisten Fällen bildet sich danach ein Umgehungskreislauf, sodass man nicht von einem nachhaltigen Erfolg sprechen kann, ganz abgesehen vom Restrisiko –, fragte ich sie nach ihrem persönlichen Motiv, da auf den ersten Blick kaum auffällige Venen zu sehen waren. Ihr Hausarzt hatte ihr die Venen als Ursache ihrer ständigen Wadenschmerzen genannt.

Ich bringe hier dieses Beispiel, damit Sie nicht auch Opfer dieses weitverbreiteten Irrtums werden: Venen können nicht wehtun und somit auch nicht die Ursache von Beinschmerzen sein – außer Sie haben eine Venenentzündung oder eine Thrombose, und die können Sie nicht übersehen.

Natürlich lagen den Beschwerden meiner Patientin auch entsprechende Muskelverhärtungen in der Wade zugrunde.

Müde, kraftlose Beine

Ein 21-jähriger Kraftfahrzeugmechaniker bat mich um Hilfe. Er hatte schon seinen Lieblingssport Tennis aufgegeben und große Probleme bei der Arbeit: Seine Beine waren so schwer und kraftlos, dass er sich oft zwischendurch auf einen Hocker setzte, wenn er längere Zeit stehen musste. Alle Untersuchungen, einschließlich neurologischer, hatten keinerlei Ergebnis gebracht.

Der junge Mann verspürte keine Schmerzen oder Bewegungseinschränkungen, und auch das Abtasten seiner Beinmuskulatur ergab keine Verhärtungen. In meiner ersten Ratlosigkeit dachte ich mir einfach, dass meine Methode ja Gott sei Dank nicht schaden könne und testete wie folgt: Ich entspannte seine Muskulatur an der Kante vom Kreuzbein, dort, wo auch häufig die Ursache von Restless Legs zu finden ist. Zu meinem absoluten Erstaunen fühlte sich der Mann sofort besser, und nach Entspannung der ganzen Körperregion waren seine Beine wieder in Ordnung.

Kraftlosigkeit ist für mich neben Schmerz die seltenere Schutzreaktion der Muskeln gegen Zerreißen, in dieser krassen Variante hatte ich sie allerdings bisher noch nicht erlebt.

3.9 Therapeutenempfehlung

Ich bin sicher, dass ich jetzt oder später in Ihrem Leben allein durch meine Informationen und die dadurch mögliche Eigendiagnostik Hilfe bei der Lösung vieler Beschwerden bringen konnte – denn Sie werden jetzt Muskeln ins Kalkül ziehen.

Frische Triggerpunkte können Sie mit Wärme, sanfter Massage und gefühlvollem Dehnen oft selbst wieder entspannen. Bei älteren Triggerpunkten können Sie die Therapie durch Behandlung der Ursache in die richtige Richtung lenken. Wenn nötig, erklären Sie Ihrem Behandler die Zusammenhänge und zeigen Sie ihm den oder die Triggerpunkte. Vielleicht ist es in manchen Fällen noch besser, wenn Sie dieses Buch mitnehmen. Sollte der Arzt oder Therapeut ein wenig irritiert sein, denken Sie daran: es ist Ihr Körper.

Die Liste von Therapeuten, die bereits mit dem von mir entwickelten Verfahren »Nadeltriggern« arbeiten, finden Sie auf meiner Homepage.

Ich hoffe, mit diesem Buch auch weitere Therapeuten zu motivieren, sich mit dem Thema Muskeln und meinem Verfahren zu beschäftigen.

Infos über Ausbildungsmöglichkeiten für die Methode des »Nadeltriggerns« finden Sie ebenfalls auf meiner Homepage:
www.gesundheit-jetzt.info
www.endlich-schluss-mit-schmerzen.info

4.
Milieuoptimierung

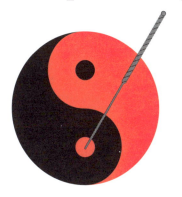

Prophylaxe ist die beste Art zu heilen
Bei den folgenden Ausführungen geht es nicht nur um Muskeln allein, da in unserem Körper letztlich alles miteinander zusammenhängt. Es macht immer und jederzeit Sinn, etwas für den ganzen Körper zu tun, um gesund zu bleiben. Schauen Sie auf sich! Nicht nur Ihre Muskeln werden es Ihnen danken. Die beste Art zu heilen ist für mich ganz einfach zu definieren: gar nicht erst krank werden.

Ich bin kein Stoffwechselexperte, und es gibt ausreichend gute Literatur zu zahlreichen Gesundheitsthemen. Mit den nachfolgenden Zeilen möchte ich hauptsächlich Motivation schaffen. Ich möchte Sie daran erinnern, dass Sie selbst es maßgeblich in der Hand haben, für Ihre Gesundheit zu sorgen. Ganz entscheidend ist die Optimierung des Milieus durch ausreichende tägliche Zufuhr von Nähr- und Vitalstoffen sowie Ableitung toxischer Stoffe. Einfach gesagt: Gutes rein, Schlechtes raus. Dies können Sie in Ihrem Körper mit einfachen Dingen erreichen.

Zur Herstellung eines möglichst guten Milieus im Körper gehört einerseits die optimale Versorgung. Ich glaube, niemand würde wohl schlechtes Benzin für sein Auto kaufen. Das Bewusstsein für gute Ernährung scheint mir beim Blick in manchen Einkaufswagen dagegen eher unterentwickelt zu sein. Der Satz: »Der Mensch ist, was er isst« sagt alles aus, worauf ich hinauswill. Die Basis für Gesundheit wird immer eine gute Ernährung sein müssen. Fast Food und Fertiggerichte mit unzähligen Zusatzstoffen (E-Stoffen) sind eigentlich Sondermüll. Dass frisch zubereitete Nahrung aus guten Rohstoffen (bio oder aus dem eigenen Garten) gesünder ist, brauche ich an dieser Stelle sicherlich nicht zu diskutieren.

Wussten Sie übrigens, woran man eine holländische Tomate erkennt? Sie hält länger als der Kühlschrank. Das ist natürlich ein

Witz – es kommt auch auf die Marke des Kühlschranks an ... Und die Farbe der Tomaten hat man trotz anfänglicher Überlegungen dann doch nicht herausgezüchtet, damit man das Gemüse, abgesehen von dessen Form, auch sicher von den Gurken unterscheiden kann ...

Ein Aspekt, der in diesem Zusammenhang meiner Ansicht nach bedeutend mehr Beachtung verdient, als es bisher der Fall ist, ist das Thema Übersäuerung. Ich halte diese zusammen mit vielen Stoffwechselexperten für die Hauptursache vieler »Volkskrankheiten« (siehe hinten). Mehr darüber und zu sehr vielen angrenzenden Themen finden Sie in meinem Buch »Parallelwelten«.

Von entscheidender Bedeutung ist die Übersäuerung auch für den Muskelstoffwechsel, denn es ist klar, dass ein »basischer« Muskel unempfindlicher gegen die Stoffwechselsäuren ist, die unter Belastung entstehen.

Unsere heutige Art der Ernährung mit viel Fleisch, Süßspeisen und Weißmehlprodukten, Lebensgewohnheiten wie Rauchen und der Konsum von Alkohol, zudem Stress sowie fast alle Medikamente führen dem Körper überwiegend saure Stoffe zu.

Das optimale Milieu für die Funktion der Zellen ist leicht basisch. Die Auswirkungen der durchschnittlichen Übersäuerung in unserer Bevölkerung gehen so weit, dass Stoffwechselexperten unsere sogenannten Volkskrankheiten ganz klar als Ernährungsfolgen definieren. So haben Völker, die sich anders als wir ernähren, weniger oder gar keine Herz-Kreislauf-Krankheiten, Osteoporose, Diabetes usw. In unseren Breiten hingegen bekommen auch schon immer mehr junge Menschen Krankheiten, die früher vermeintlich dem Alter vorbehalten waren.

Die Bedeutung dieses Themas für die Gesundheit kann gar nicht hoch genug eingeschätzt werden. Ich empfehle Ihnen daher, sich zum Beispiel anhand eines guten Buches intensiv mit dem Thema Übersäuerung zu beschäftigen, Ihren pH-Wert mit Urin-Teststreifen zu kontrollieren und, falls Sie wegen der »kleinen Sünden« in Ihrer ansonsten bewussten Ernährung trotzdem »sauer« sind, Ihren Körper mit einer guten Basenmischung zu unterstützen.

Da die Haut eines unserer wichtigsten Säureausscheidungsorgane ist, sind Basenbäder und basische Hautpflegemittel ausgesprochen sinnvoll. Keine Angst um den »Säureschutzmantel« der Haut! Laut entsprechenden Untersuchungen ist der saure pH-Wert der Haut nur der Ausdruck der Tatsache, dass der Körper versucht, überschüssige Säuren loszuwerden, er ist eben kein »Säureschutzmantel«. Dementsprechend wird sich Ihre Haut freuen, wenn Sie nicht von außen noch mehr Säure auftragen.

Durch die industrielle Landwirtschaft werden unsere Böden immer mehr ausgelaugt, die Ernährung ist dementsprechend nährstoffarm. Gute Basenmischungen sollten daher auch möglichst viele bioverfügbare Spurenelemente enthalten, insbesondere Magnesium, um gleichzeitig mit der Entsäuerung einem Mangel vorzubeugen. Mir gefällt besonders gut »Sango Calcium«, da es rund 70 Spurenelemente enthält. Absolut absurd ist in diesem Zusammenhang die Verwendung von raffiniertem Speisesalz, das keine Spurenelemente mehr enthält. Ersetzen Sie es durch ein naturbelassenes Steinsalz.

Die zweite wichtige Komponente zur Milieuoptimierung ist die Entgiftung. Einerseits fallen beim menschlichen Stoffwechsel ohnehin Schlackenstoffe an, andererseits lässt sich heute kaum mehr vermeiden, bestimmte Umweltgifte aufzunehmen. Dementsprechend macht es sehr viel Sinn, durch entsprechende Entgiftungsverfahren den Körper immer wieder zu entlasten, bevor die Konzentration der Schadstoffe die Funktion von Organen stört.

Obwohl Sie es sicher schon tausendmal gehört haben – das einfachste und wichtigste Entgiftungsverfahren ist: viel trinken. Dessen Bedeutung für den Körper kann gar nicht genug hervorgehoben werden, Wasser ist das Grundnahrungsmittel Nummer eins.

Vielleicht kann ich Sie hiermit motivieren, wieder mindestens 1,5 bis 2 Liter pro Tag zu trinken, und zwar ausreichend Wasser, nicht nur andere harntreibende Getränke wie Kaffee, schwarzen Tee, süße Säfte oder gar Alkohol. All diese Getränke entziehen dem Körper letztendlich mehr Wasser, als sie ihm zuführen.

Ist die Qualität des Trinkwassers nicht so wie gewünscht, ist die Reinigung und im Idealfall auch die Energetisierung des Wassers wichtig. Im Gegensatz zur verbreiteten Meinung sollte das Trinkwasser mineralarm sein, denn hartes, mineralisches Wasser erzeugt Ablagerungen und hemmt die natürliche Entschlackung des Körpers. Eine Auseinandersetzung mit dem Thema Wasser wird mehr als segensreich für Sie sein. Sehr zu empfehlen sind hier die Bücher von Dr. F. Batmanghelidj (u. a. »Sie sind nicht krank, Sie sind durstig!«).

Viele toxische Stoffe lassen sich durch Trinken allein aber nicht eliminieren. Daher empfehle ich, je nach Belastung, regelmäßig Entgiftungskuren zu machen. Gut durchgeführte Entgiftungskuren sollten einen Effekt vermeiden: das »Aufwirbeln« von zu viel toxischen Stoffen auf einmal. Die Überforderung der Ausscheidungsorgane Leber, Niere, Haut usw. und die entsprechenden unangenehmen Folgeerscheinungen sollten nicht der Preis einer Entgiftung sein.

Ich schätze besonders zwei nebenwirkungsfreie, harmonische Entgiftungsverfahren: das relativ bekannte »Ölziehen« und die Entgiftung mit Zeolith. Beide Verfahren ziehen täglich nur eine kleine Portion Gift aus dem Körper und können nicht zum genannten »Aufwirbelproblem« führen. Sie ergänzen sich sehr gut, da sie unterschiedliche Schwerpunkte in ihrer Entgiftungswirkung haben.

Regelmäßig wiederholt, führt Entgiftung nicht nur langfristig zu einer nennenswerten Reduktion des Erkrankungsrisikos. Auch kurzfristig wird sich Ihr Körper durch mehr Vitalität und Wohlbefinden dafür bedanken. Falls Sie bereits unter Symptomen leiden, die ursächlich mit dieser Problematik zu tun haben, ist Entgiftung meines Erachtens unerlässlich. Die Bedeutung von Entgiftung für den Körper ist sicherlich einer der meistunterschätzen Bereiche in der Medizin.

5.
Psychosomatik

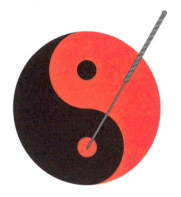

Da es seit Jahrzehnten wirklich gute Literatur über die möglichen psychosomatischen Hintergründe von Symptomen gibt, möchte ich an dieser Stelle nur einen ganz kurzen Einblick in die Thematik geben.

In den Muskeln drücken sich unsere Emotionen aus, und wie jedes andere Symptom enthält auch die Verspannung von Muskeln an sich bereits eine allgemeine und in der jeweiligen Körperregion spezifische Botschaft über bestimmte, meistens unbewusste Konfliktthemen.

Die Analyse und Aufarbeitung dieser Themen bietet daher die Chance, auf der ursächlichsten Ebene zu heilen beziehungsweise ein Wiederauftreten von Beschwerden zu verhindern. Ich möchte Sie motivieren, sich mit der »Botschaft« Ihrer Muskeln zu beschäftigen. Am besten gefallen mir persönlich für diesen Zweck die Bücher von Lise Bourbeau (u.a. »Dein Körper sagt: Liebe dich!« und »Höre auf deinen besten Freund, auf deinen Körper«).

Im Anschluss finden Sie zum Einstieg eine kleine Übersicht über mögliche Themen bestimmter Körperregionen. Ich mache hier wirklich nur »Schubladen« auf, ohne jeden Anspruch auf Vollständigkeit. Vielleicht entdecken Sie hier schon gewisse Ähnlichkeiten zu Ihnen selbst, die Sie motivieren, sich Ihre persönlichen Nuancen in der entsprechenden Literatur anzuschauen oder mit einem erfahrenen Therapeuten dieser Ausrichtung zu erarbeiten. Bei erfolgreicher Therapiearbeit wird Ihr Lohn nicht nur Symptomfreiheit, sondern auch mehr Lebensqualität sein, denn mit bestimmten Problemen anders als gewohnt umzugehen, fühlt sich mit Sicherheit viel besser an.

Nacken:
Nackenprobleme haben unter anderem mit Inflexibilität, Eigensinn oder Sturheit zu tun. Ist durch eine schmerzende Nackenmuskulatur zustimmendes Nicken, also das Ja-Sagen, blockiert, sperren Sie sich vielleicht gegen eine Zusage, die positiv für Sie wäre. Ist ablehnendes Kopfschütteln, also Nein-Sagen, blockiert, sollten Sie vielleicht zu etwas Nein sagen, auch wenn es Ihnen schwerfällt.

Schulter:
Zu Schulterproblemen kommt es oft bei Menschen, die das Gefühl haben, eine große Last zu tragen. Man glaubt zum Beispiel, für das Glück, den Erfolg usw. der anderen verantwortlich zu sein.

Arme:
Wenn Schmerzen in den Armen auftauchen, ist man vielleicht in bestimmten Handlungen blockiert, etwa durch Zweifel an den eigenen Fähigkeiten. Oder man glaubt, nicht imstande zu sein, anderen zu helfen. Möglicherweise lässt man sich zu stark vom Umfeld beeinflussen und schreitet deshalb nicht zur Tat.

Ellbogen:
Bei Ellbogenproblemen gönnt man sich nicht genug Spielraum, um frei handeln zu können.

Handgelenk:
Durch bestimmte, festgefahrene Denkweisen gestattet man sich nicht, die Hände so zu benutzen, wie man es gerne möchte, da man zum Beispiel fürchtet, etwas nicht zu schaffen oder falsch zu machen. Wie auch beim Arm ganz allgemein hat das rechte Handgelenk mit dem Geben, das linke mit dem Nehmen zu tun.

Handbeschwerden:
Zu Handbeschwerden kann es kommen, wenn bestimmte Handlungen ohne Liebe und Selbstachtung durchgeführt werden. Oder man macht nicht das, was man eigentlich gerne täte – man hört nicht auf die Wünsche und Bedürfnisse des Herzens.

Wenn die linke Hand betroffen ist, lohnt es sich zu überlegen, ob man leicht annehmen kann. Die rechte Hand gibt Ihnen vielleicht den Hinweis, dass Sie nur mit vielen Hintergedanken geben oder weil Sie sich dazu verpflichtet fühlen. Vielleicht haben Sie auch Angst, ausgenutzt zu werden.

Rückenschmerzen:
Zu Rückenschmerzen kommt es oft bei Menschen, die sich nicht genügend unterstützt fühlen. Im unteren Rücken geht es eher um den materiellen, im oberen mehr um den emotionalen Bereich.

Hüfte:
Hüftprobleme kommen zum Beispiel bei Leuten vor, die sich nicht entscheiden können, zur Tat zu schreiten, um sich ihre Wünsche zu erfüllen. Wenn Hüftschmerzen beim Stehen auftreten, kann es sein, dass Ängste Sie hindern, auf eigenen Beinen zu stehen. Hüftprobleme beim Sitzen und Liegen kommen eher dann vor, wenn Sie sich davon abhalten, für sich selbst zu sorgen oder auf sich selbst zu schauen.

Oberschenkel:
Schmerzen im Oberschenkel sagen eventuell etwas darüber aus, ob wir im Leben mit Freude vorwärtskommen oder die Dinge zu ernst nehmen.

Kniebeschwerden:
Knieprobleme haben eventuell etwas mit unserer Flexibilität zu tun. Es könnte sein, dass man zu stolz oder zu eigensinnig ist, sich den Ideen oder Ratschlägen anderer zu beugen.

Waden:
Die Wadenmuskulatur gibt einem die Kraft, vorwärts zu gehen. Wadenschmerzen können ein Zeichen dafür sein, dass man durch die Angst, etwas falsch zu machen, blockiert ist.

Ferse:
Möglicherweise warten Sie beim Vorwärtskommen und Erreichen der eigenen Ziele auf die Zustimmung oder Erlaubnis anderer.

Fuß:
Fußprobleme können entstehen, wenn man sich durch Ängste oder durch andere Menschen davon abhalten lässt, im Leben voranzukommen. Die Probleme stehen im übertragenen Sinne für die Art, wie wir durchs Leben gehen.

Danksagung

Ich danke all den liebevollen Menschen, die durch ihre Kritik, Korrekturen und Anregungen zur Entstehung dieses Buches beigetragen haben.

Ganz besonderer Dank gilt meiner Frau Birgit, die mich in jeder Hinsicht unterstützt und entscheidenden Einfluss auf die Umsetzung des Buches gehabt hat, sowie Michael Kolbe von der agentur k punkt, Göttingen, der die Grafiken für dieses Buch angefertigt hat.

Ganz herzlichen Dank auch der Familie Ennsthaler und Lektorin Sabine Thöne, die alle durch ihre liebevolle Art und Kompetenz dafür gesorgt haben, dass mir die Entstehung des Buchs viel Freude gemacht hat.

Über den Autor

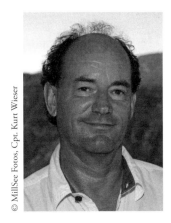

Dr. Thomas Wolf
Nach dem Abschluss des Medizinstudiums an der Universität Göttingen entdeckte Dr. Thomas Wolf sehr bald seinen Hang zur psychosomatischen Medizin und zu alternativen Heilverfahren. 1998 beschloss er, sich in seiner Privatpraxis ausschließlich auf alternative Heilverfahren zu spezialisieren. Zwei Akupunkturvollausbildungen bei Prof. Dimitrios Panayotidis und der Deutschen Ärztegesellschaft für Akupunktur vermittelten ihm viele positive Erfahrungen mit Akupunkturnadeln. Aus dem sogenannten »Dry Needling« entwickelte er in den Jahren nach 2000 sein Spezialverfahren »Nadeltriggern« zur Auflösung von Muskeltriggerpunkten, das er in diesem Buch beschreibt. In dieser Zeit bekam er auch eine immer klarere Vorstellung über die Bedeutung von Muskeln für viele Symptome im Körper.

Seit 2008 lebt und arbeitet Dr. Thomas Wolf in Kärnten am wunderschönen Millstätter See.

WEITERS IM ENNSTHALER VERLAG ERSCHIENEN

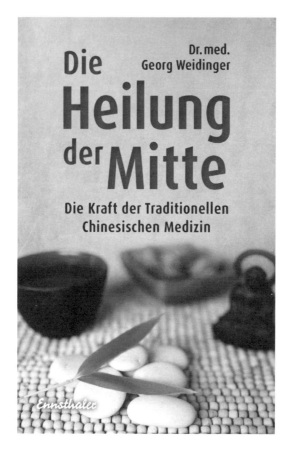

Georg Weidinger
Die Heilung der Mitte
Die Kraft der Traditionellen Chinesischen Medizin
432 Seiten, Hardcover, ISBN 978-3-85068-864-2
E-Book: 978-3-7095-0032-3

ENNSTHALER VERLAG

WEITERS IM ENNSTHALER VERLAG ERSCHIENEN

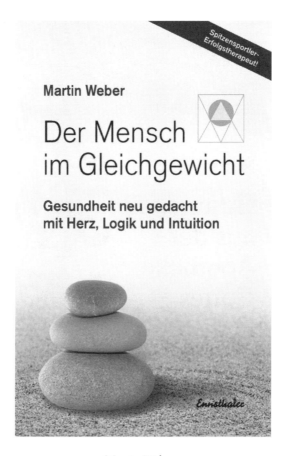

Martin Weber
Der Mensch im Gleichgewicht
Gesundheit neu gedacht mit Herz, Logik und Intuition
208 Seiten, Hardcover, ISBN 978-3-85068-833-8
Hörbuch (7 CDs): 978-3-85068-880-2
E-Book: 978-3-7095-0071-2

ENNSTHALER VERLAG

WEITERS IM ENNSTHALER VERLAG ERSCHIENEN

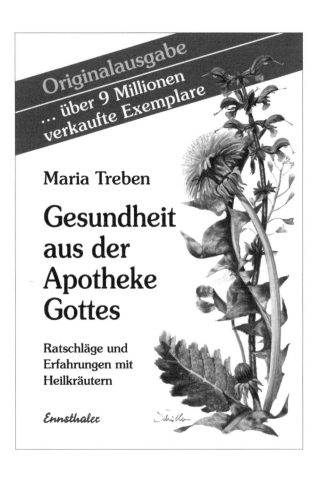

Maria Treben
Gesundheit aus der Apotheke Gottes
Ratschläge und Erfahrungen mit Heilkräutern
156 Seiten, inkl. 16 Seiten Farbbildteil, Broschur
ISBN 978-3-85068-090-5
E-Book: 978-3-7095-0022-4

ENNSTHALER VERLAG